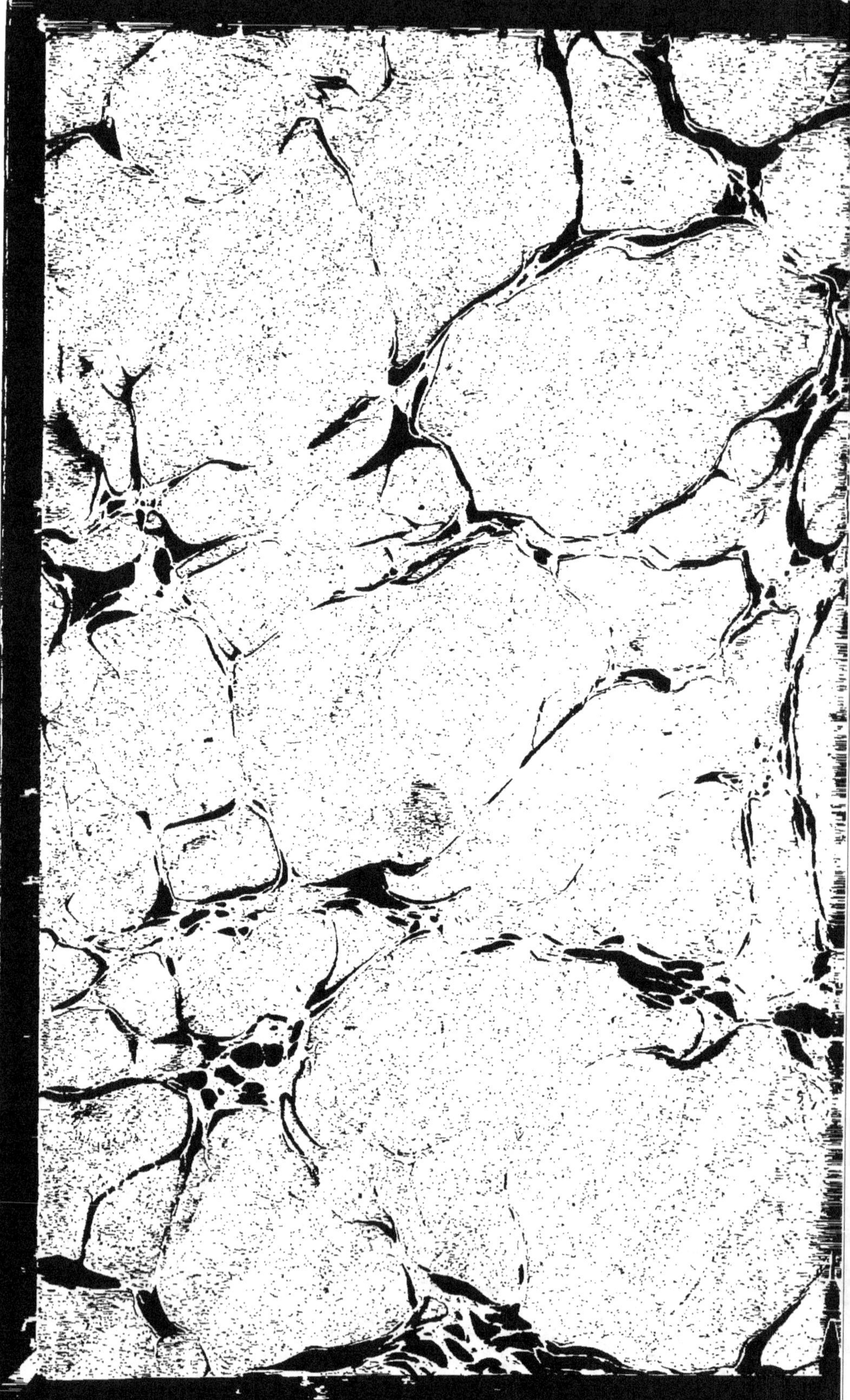

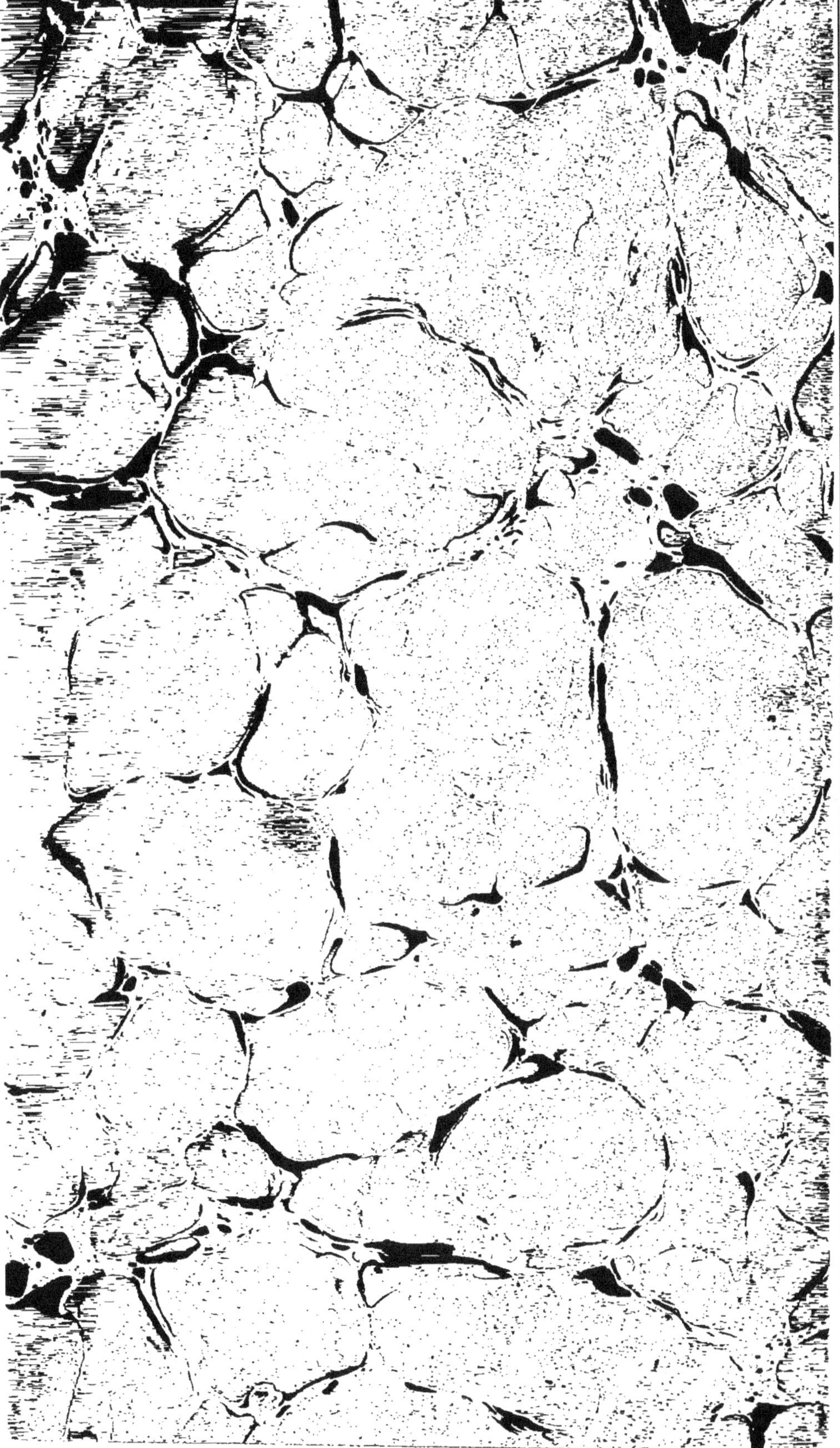

LA LUTTE

POUR

LA SANTÉ

(ACTUALITÉS D'HYGIÈNE & DE MÉDECINE SOCIALE)

PAR LE

Docteur E. MONIN

SECRÉTAIRE DE LA SOCIÉTÉ FRANÇAISE D'HYGIÈNE
OFFICIER DE L'INSTRUCTION PUBLIQUE, CHEVALIER DE LA LÉGION D'HONNEUR

Honos medici servitus naturæ.
(BOERHAAVE. *Aphor.*)

PARIS

LIBRAIRIE MARPON & FLAMMARION

E. FLAMMARION, SUCC^r

26, RUE RACINE, PRÈS L'ODÉON

7731

213

LA LUTTE
POUR LA SANTÉ

DU MÊME AUTEUR

ÉMILE COLIN — IMPRIMERIE DE LAGNY

LA LUTTE
POUR
LA SANTÉ

PAR LE

Dr E. MONIN

SECRÉTAIRE DE LA SOCIÉTÉ FRANÇAISE D'HYGIÈNE

OFFICIER DE L'INSTRUCTION PUBLIQUE, CHEVALIER DE LA LÉGION D'HONNEUR

Honos medici servitus Naturæ.
(BOERHAAVE, *Aphor.*)

PARIS

LIBRAIRIE MARPON ET FLAMMARION

E. FLAMMARION, SUCCr

26, RUE RACINE, PRÈS L'ODÉON

Tous droits réservés.

PRÉFACE

La lutte pour la santé *est un livre qui a pour but de vulgariser les actualités d'hygiène et de médecine sociale les plus importantes. Les questions nombreuses qui s'y trouvent esquissées, sous la forme de causeries familières, présentaient un intérêt trop grave, pour laisser prise à des interprétations fantaisistes. D'ailleurs, la vulgarisation scientifique a suffisamment pris pour devise : « Doceo quod ignoro ; » il est temps, pour elle (à notre époque d'instruction universelle) de changer son fusil d'épaule...*

Toutefois, il est permis de semer, parfois, sur le terrain ingrat de la science technique, la fleur litté-

raire, qui en dissimule l'aridité pour les personnes étrangères aux études biologiques. C'est ce que l'auteur (ainsi que dans ses précédents travaux) s'est efforcé de faire encore aujourd'hui : fermement, il espère qu'une fois de plus il aura réussi.

Paris, 40, rue du Luxembourg, le 1er mars 1892.

LA
LUTTE POUR LA SANTÉ

ACTUALITÉS D'HYGIÈNE SOCIALE

CHAPITRE PREMIER

PROTECTION DE LA SANTÉ PUBLIQUE

Le ministre de l'Intérieur déposait, récemment, sur le bureau des Chambres, un projet de loi très étudié, pour la protection de la santé publique, dont voici les lignes principales. Lorsque le mauvais état sanitaire d'une commune nécessite des travaux d'assainissement, ou lorsqu'une commune n'est pas pourvue d'eau potable de bonne qualité, le préfet devra mettre la commune en demeure de procéder aux travaux jugés nécessaires, sur l'avis conforme du conseil et du comité d'hygiène. Lorsqu'un immeuble est dangereux pour la santé des occupants ou des voisins, le propriétaire ou l'usufruitier sont mis également en demeure de faire les travaux utiles ; s'ils s'y refusent, les travaux seront, d'office, exécutés à leurs frais. Aucune habitation ne pourra être construite ni occupée, sans que les prescriptions de salubrité réglementaires aient été rigoureusement observées. Des pénalités sérieuses seront appliquées à tous ceux qui, par négligence ou incurie, dégraderont les ouvrages destinés aux eaux d'alimentation, ou y laisseront introduire des matières excrémentitielles ou autres.

Le projet de loi comprend, enfin, la déclaration obligatoire, dans les vingt-quatre heures, de tous cas de maladie épidémique, par le médecin, ou, à son défaut, par le chef de famille ou les personnes soignant le malade.

La vaccination est rendue obligatoire au cours de la première année de la vie, et la revaccination au cours de la dixième et de la vingt-et-unième année.

Nous ignorons le sort que réservera à tous ces vaillants projets la discussion parlementaire, mais il est probable qu'elle y introduira nombre d'amendements pour la protection de la liberté individuelle et de l'inviolabilité de domicile. L'hygiène a le tort de ne point toujours rester dans son rôle de conseillère et de vouloir actuellement imposer sa souveraineté, aux lieu et place d'une simple dictature de persuasion. Lorsque les hygiénistes seront les maîtres, l'Etat prendra tellement de soin pour les gouvernés, qu'il finira, sûrement, par les empêcher de vivre. C'est la réalisation du célèbre adage :

Et propter vitam, vivendi perdere causas.

Car, ne l'oublions pas, la liberté et l'argent sont les deux pivots indispensables de toute hygiène (Fonssagrives). Les projets de lois officiels restreignent la liberté : donneront-ils, au moins, l'argent nécessaire ?

Cela dit, il ne nous coûte nullement d'approuver ce qu'il y a de bon, et même d'excellent, dans la législation projetée. Il est bien certain que l'incompétence et l'incurie des commissions de logements insalubres, l'absence de toute sanction à leurs délibérations, concordent peu avec les progrès scientifiques et la philanthropie sociale de notre époque. Il est certain aussi que la distribution aux populations d'une eau potable contaminée équivaut à la distribution des épidémies les plus redoutables.

Pour déraciner, notamment, la phtisie et la fièvre typhoïde, ces deux fléaux des cités populeuses, il importe de réformer, sans retard, les logements insuffisants et insalubres, et d'assurer aux populations une eau d'alimentation de bonne qualité et en quantité suffisante. C'est pourquoi nous nous ralions complètement aux premiers articles du projet de loi gouvernemental, calqués, du reste, sur la loi sanitaire anglaise. Il est tout indiqué que, lorsque les propriétaires ou les autorités locales ne font point leur devoir, le pouvoir central intervienne en dernier ressort. Nous ferons, toutefois, remarquer que, même en se bornant aux réformes les plus urgentes, il faudra, simplement pour satisfaire aux préceptes élémentaires de l'hygiène publique, des sommes colossales. Où les trouvera-t-on? *That is the question.*

Il y a évidemment intérêt, pour que l'application des mesures préventives puisse être faite en temps utile, à déclarer aux autorités les cas de maladies épidémiques. Il est fâcheux seulement que cette déclaration incombe au médecin traitant, transformé ainsi en policier par le législateur. Je crois que s'il se fait une brèche, si légitime qu'elle puisse sembler, au secret professionnel, l'honorabilité du médecin en sera entamée; c'en est fait, pour jamais, de l'antique sacerdoce médical! Comment, d'ailleurs, le médecin sera-t-il payé de son dévouement *obligatoire* aux intérêts de la communauté? Uniquement par des tracas et des ennuis de toute sorte, et parfois même par la perte de ses meilleurs clients, qui, mis en mauvaise humeur, le rendront responsable des vexations administratives inévitablement déchaînées sur lui par la déclaration d'un cas épidémique quelconque.

Nous dirons bientôt toute notre pensée en ce qui concerne l'obligation vaccinale. Avouons seulement qu'il est fâcheux d'émettre, sur cette pratique encore controversée, une opinion aussi jacobine. La vaccination est obligatoire, de fait, puisqu'elle est exigée dans toutes les circonstances de la vie civile et militaire : pourquoi, en l'inscrivant dans la loi, susciter à cette petite opération d'irréconciliables ennemis ? Est-ce bien politique ?

*
* *

Nous disons politique, puisqu'il existe une véritable politique sanitaire, que le Dr Martin a justement définie « la direction donnée par l'autorité publique aux mesures destinées à préserver, maintenir et améliorer la santé nationale. » Cette politique est devenue le besoin actuel, la préoccupation du moment : la Chambre et le Sénat sont appelés à réformer enfin notre législation sanitaire, qui cadre mal avec les progrès de la science et les nécessités d'une organisation démocratique. Assainir les localités et les habitations insalubres, prévenir les explosions épidémiques, organiser une statistique vraiment digne de ce nom : telles sont les grandes lignes d'un programme de réformes impliquant de nombreux sacrifices budgétaires et des résistances assez motivées de la part des contribuables.

C'est aux hygiénistes qu'il appartient de ne pas exagérer leurs légitimes revendications ; d'être, en matière de réformes, plus *possibilistes* qu'autoritaires ; qu'ils se souviennent, au moment de rédiger leurs projets de loi, du célèbre mot de Talleyrand : « Tout ce qui est exagéré est insignifiant », et qu'ils procèdent, avec prudence et sagacité, pour

1.

conquérir, pas à pas, toutes les améliorations que comportent leurs programmes.

Il est indispensable de proposer, tout d'abord, au vote des Chambres, les réformes administratives nécessaires, sans lesquelles toute mesure hygiénique nouvelle reste nulle et non avenue. Nous l'avons bien vu, à Paris, pour les services de la désinfection et du transport des contagieux. Ces services, fort bien organisés, sont restés, à peu près, lettre morte pour le plus grand nombre des habitants et même pour une partie du corps médical de la capitale. Pourquoi? A cause du conflit de pouvoirs survenu entre la préfecture de police et la préfecture de la Seine.

Tant que ces questions préjudicielles n'auront pas été tranchées, il est impossible d'obtenir une sanction quelconque aux articles les mieux conçus d'une loi sanitaire. A Paris et dans les grandes villes, le mieux serait, assurément, de donner aux services qui intéressent la santé publique une autonomie complète, et de les répartir tous en un *Bureau d'hygiène*, comme cela existe à Bruxelles, par exemple.

*
* *

Pour rendre populaires les instructions officielles concernant le service sanitaire, la préfecture de police vient de publier plusieurs brochures, qu'elle répand, paraît-il, en grand nombre, dans la population parisienne. Il y est question de la plupart des affections épidémiques : de la fièvre typhoïde (germe dans les déjections, contagion par l'eau) ; de la diphtérie (germe dans les fausses membranes, transmission par les objets souillés) ; de la variole (vaccination et revaccination); de la scarlatine (très contagieuse, elle exige de grands soins et présente de redoutables complications, etc.)

Pour le transport des malades, le public est prévenu qu'il n'a qu'à s'adresser aux commissariats de chaque quartier. Pour la désinfection d'un local contaminé, il n'y a qu'à demander l'envoi d'une brigade spéciale de désinfecteurs. Pour la désinfection de la literie et des objets mobiliers, les stations d'étuves envoient, à domicile, sur demande, une voiture *ad hoc*. Tous ces services sont gratuits. **La** loi voudrait pouvoir ajouter : obligatoires.

Les objets de literie, vêtements, linge, rideaux, tapis, matelas, oreillers, édredons, couvertures ; les effets à usage personnel, et en général tous les tissus et étoffes, subissent l'action de *l'étuve*, c'est-à-dire de la vapeur d'eau surchauffée. Les chaussures, courroies, caoutchoucs, bretelles, chapeaux, cartons, malles, fourrures, objets en bois collé, qui ne sauraient, sans dommages, subir l'influence prolongée de la chaleur, sont soumis au lavage à la brosse ou à la pulvérisation par le moyen de liquides antiseptiques (généralement solution faible de sublimé).

On conçoit que les services de désinfection, outre

le matériel qu'ils nécessitent, ont besoin, pour bien fonctionner, d'un personnel soigneux et éprouvé. Tout cela se paie, et la ville de Paris sait les sacrifices financiers que lui a coûtés, déjà, son hygiène urbaine, à peine ébauchée! Il est vrai que « qui veut la fin veut les moyens », et que l'assainissement des villes doit passer avant leur embellissement, lorsque, toutefois, ces deux opérations de progrès ne peuvent marcher de pair. Il est vrai aussi que les dépenses faites au nom de l'hygiène se chiffrent, finalement, toujours par des économies.

CHAPITRE II

L'HYGIÈNE URBAINE. — SES PROGRÈS CONTEMPORAINS

L'hygiène urbaine, la police sanitaire des villes ont accompli, depuis un siècle, des pas de géant.

Il est aisé de s'en convaincre en parcourant le remarquable volume que notre frère, M. H. Monin, professeur au collège Rollin, a pu consacrer à *Paris en 1789*, dans la collection des documents relatifs à l'histoire de Paris, publiés sous l'intelligent patronage du Conseil municipal.

Les hôpitaux, par exemple, étaient, il y a cent ans, extrêmement encombrés. Si certains d'entre eux, — comme la Charité, le Gros-Caillou, — ne renfermaient que des « petits lits » ou lits à une place, la plupart des malades couchaient dans de « grands lits » communs à quatre individus. L'Hôtel-Dieu contenait ainsi 733 lits à quatre places : une seule de ses salles renfermait 818 malades. On comprend que Tenon, en 1786, ait demandé à l'Académie des sciences la suppression de cet hôpital et son remplacement par quatre hôpitaux hors les murs.

L'administration hospitalière était loin de valoir, du reste, ce qu'elle est aujourd'hui, malgré les défauts et les imperfections coûteuses que nous reprochons, avec raison, à l'Assistance publique. Si à la fin de l'ancien régime, le grand banquier Necker s'efforça de mettre la main sur les hôpitaux, c'est qu'ils venaient d'être, sous le ministère Loménie de Brienne, victimes de spoliations indignes et de monstrueux tripotages. Il suffit de rappeler, à cet égard, la fameuse affaire des Quinze-Vingts et des concussions du cardinal de Rohan (1780).

Les médecins se plaignent fréquemment et volontiers, aujourd'hui, du tort moral (et surtout matériel) que leur causent le charlatanisme, l'exercice illégal et l'usurpation de titres. En 1789, le lieutenant de police tolérait les charlatans, mais seulement « par rapport aux malades qu'abandonnent les gens de l'art. » Aujourd'hui, les charlatans sont mollement poursuivis par le Parquet, et parfois condamnés... à 5 fr. d'amende.

Ce qui existait en 1789 (et ce que l'on devrait chercher à nous restituer sous la forme d'une chambre de discipline quelconque) c'est la sévérité vis-à-vis des médecins qui utilisent leur diplôme doctoral pour commettre des abus de confiance et des escroqueries aux dépens des malades. L'ancienne Faculté rayait impitoyablement du « Catalogue des docteurs régents » ceux de ses membres coupables d'une indélicatesse dans leurs devoirs professionnels.

C'est ainsi qu'en 1777, nous lisons la radiation d'un certain de Préval, inventeur d'une eau fondante antivénérienne « ayant guéri 2,700 soldats et 6,200 bourgeois de Paris » ; Préval s'était lui-même exhibé en expérience publique, et, comme le dit le latin du Parlement, *experimento, publico scorto, prostituere se non erubuerit*.

Le Laboratoire municipal (si attaqué par ceux qui ne veulent pas voir les dangers du monde des fraudeurs) le laboratoire municipal est, on le sait, une innovation qui date de douze ans, et qui rend journellement les plus signalés services à la santé publique. Mais il ne faudrait point croire que l'ancien régime se désintéressât entièrement des altérations et des falsifications alimentaires. Nombre de fois, le lieutenant de police prononça l'interdiction de la vente des melons, de la glace, des huîtres, de l'huile d'œillette frauduleusement substituée à l'huile d'olive, et la prohibition des couleurs dangereuses extraites du plomb, du cuivre ou du mercure... Plusieurs arrêts du Parlement exercent, dans ce sens, une protection des plus nettes et des plus efficaces de la santé publique, en stigmatisant, par la formule « *indignes d'entrer dans le corps humain* », les aliments ou boissons capables d'exercer sur nos organes une influence nuisible.

Un certain nombre de règlements concernant la police sanitaire et la voirie urbaine datent également des règnes de Louis XV et de Louis XVI : telles sont les prescriptions à tout propriétaire d'avoir, dans sa maison, latrines et fosses d'aisances en bon état ; l'interdiction de nourrir, dans la ville et les faubourgs, « aucuns porcs, lièvres, lapins, pigeons et volailles, etc. »… En 1780, à l'occasion de la fermeture du cimetière des Innocents, nous voyons une savante commission demander énergiquement ce qu'on n'a pas encore obtenu de nos jours : l'éloignement définitif des cimetières hors de l'enceinte des villes. Avant que la crémation, rendue enfin aujourd'hui facultative, soit entrée un peu plus sérieusement dans nos mœurs, il importerait de désaffecter, une fois pour toutes, les nécropoles qui se trouvent encore dans l'intérieur de Paris. Ce serait assurément là une conquête de plus à mettre à l'actif de l'hygiène urbaine. Car les eaux d'infiltration des cimetières infectent, à une assez grande distance, la nappe aqueuse souterraine, ainsi que l'a démontré Belgrand ; et l'on constate encore, de temps à autre, des accidents, causés sur des ouvriers, par les gaz délétères auxquels donne naissance la putréfaction des cadavres.

***

En ce qui concerne spécialement Paris, malgré les progrès considérables réalisés, depuis quelque temps, dans la *sanitation*, il reste encore bien à faire, pour que notre cité soit à l'abri des objurgations de l'hygiène : mais n'oublions pas, d'abord, qu'une agglomération de deux millions et demi d'individus est une antinomie sanitaire ; et ensuite, que Paris n'a pas été fait en un jour... Quand on songe à ce qui a été réalisé, depuis trente ans seulement, pour la salubrité de notre capitale, il est impossible de désespérer de son avenir hygiénique.

Les transformations contemporains des groupes urbains se manifestent, d'ailleurs, de toute part, par des améliorations sanitaires qui cherchent à se rapprocher de la *Salente hygiénique* de Richardson, idéal de la ville salubre. Accès facile et agréable, sol léger, rues larges et ensoleillées, maisons séparées par des espaces libres, larges avenues plantées d'arbres (utiles pour drainer efficacement le sol, arrêter les poussières et déverser dans l'atmosphère l'humidité indispensable); tels sont les points fondamentaux d'une bonne hygiène des villes. La zône centrale est le quartier des affaires, des arts et des plaisirs. Les écoles, bibliothèques, laboratoires sont relégués à la périphérie; les hôpitaux, couvents, casernes, usines et industries, dans les faubourgs, de préférence à l'Est.

D'après Flügge, l'espace réservé aux cours, jardins, places et rues doit constituer le tiers au moins de la surface bâtie. Il ne faut point ménager, dans l'enceinte des grandes métropoles, les jardins, parcs, bois et squares. Ce sont les *poumons des villes* (Arnould) : ils contribuent singulièrement à l'assainissement des centres agglomérés, et cela principalement par l'*ozone* qui provient de la respiration des plantes. C'est pourquoi l'hygiéniste Rosenthal attache, dans l'air des villes, une grande importance à l'analyse de l'ozone : quoique le rôle exact de ce gaz ne soit pas encore nettement défini, il est certain qu'il doit être primordial. D'après le professeur d'Erlangen, l'ozone a pour mission probable de faire disparaître l'odeur et peut-être les miasmes, produits par un certain nombre de substances organiques ; c'est peut-être de cette propriété, dit-il, que dépend l'action soi-disant purifiante des orages.

Quoi qu'il en soit, il existe à Paris plus de 110,000 arbres, qui coûtent 184 francs chacun.

Nous n'entrerons pas, ici, dans tous les minutieux détails de l'hygiène des cités : trottoirs et ruisseaux, gargouilles et latrines, fontaines de puisage, arrosage et lavage, bouches d'incendie, etc.., renvoyant pour ces détails nos lecteurs aux traités spéciaux. Nous nous tiendrons, en effet, dans les généralités, nous réservant d'étudier, ici, plus spécialement les questions capitales, les dominantes de la science sanitaire élémentaire (1).

Disons, d'abord, quelques mots des ordures ména-

(1) Pour les détails, voyez surtout l'excellent travail de J. Arnould dans l'*Encyclopédie d'hygiène de Babé.*

gères, avant de traiter de l'aménagement des égouts et des eaux potables.

* *

Les ordures de la rue, boues ou poussières, riches en matières organiques et en germes morbides, doivent être balayées et arrosées pendant la nuit. Le balayage s'opère, à Paris, par 3,200 ouvriers, sous la direction de 180 chefs, à l'aide de 346 balayeuses mécaniques, de 4 à 7 heures du matin : 4,584 bouches d'arrosage à la lance et 6,521 bouches de lavage répandent chaque jour 61,332 mètres cubes d'eau sur la voie publique, afin d'en aider le nettoiement. Pour l'enlèvement des neiges, Arnould conseille surtout la méthode milanaise, consistant à diviser la ville en un grand nombre de segments, dont chacun est confié à un entrepreneur, pour un prix convenu, au mètre cube. Les ouvriers sans travail sont embauchés aisément pour ce service. L'arrosage à la lance ou au tonneau (ce dernier beaucoup plus dispendieux) doit être surtout répété pour les chaussées macadamisées. Paris, qui est bien mieux arrosé que Londres, dépense annuellement 1 million et demi pour ce service.

L'enlèvement des ordures ménagères se fait assez convenablement à Paris, depuis le fameux arrêté du préfet Poubelle. Mais les voitures ou tombereaux devraient être étanches et munis de couvercles, pour empêcher la chute des gadoues. On en enlève

annuellement 900,000 tonnes, qui, au lieu de rapporter, comme autrefois, des bénéfices à la ville de
Paris, lui coûtent la bagatelle de 2 millions...
Quelle sera la destination finale de ces ordures? Il
ne faut pas les jeter en bloc : un certain nombre de
débris de faïences, métaux, chiffons, etc., sont utili-
sables. Le mieux est d'incinérer les résidus : la crémation des immondices est, d'ailleurs, aujourd'hui,
à l'ordre du jour, en Angleterre et surtout en Amérique. En France, on utilise généralement (ce qui
est plus économique, mais beaucoup moins salubre)
les gadoues urbaines comme engrais agricoles. A
Paris, les dépôts de voirie devraient disparaître,
une fois pour toutes; les matières préalablement
séchées, paquetées et comprimées pourraient être
évacuées, à prix réduits, par les compagnies de
chemins de fer : on étudie, en ce moment même,
paraît-il, l'établissement à la gare de Pantin d'un
quai d'embarquement, près la porte de Flandre, qui
pourrait sufûre à évacuer les immondices de toute
la région nord-est de Paris.

CHAPITRE III

LA QUESTION DES ÉGOUTS

La nappe aquifère souterraine peut être polluée
par de nombreuses impuretés, et ses variations de
hauteur ont une importance étiologique de premier
ordre, mise en relief par les beaux travaux de Pet-
tenkoffer sur la fièvre typhoïde, et par les recherches de Buchanan, sur les rapports de la tuberculose avec l'humidité tellurique. L'étude des réactions
chimiques dans le sol, et la recherche analytique de
l'acide carbonique dans l'air tellurique particulièrement, nous rendent compte de la nature exacte des
échanges qui s'opèrent dans les entrailles de la
terre. Enfin, les études micro-organiques, inaugurées d'abord par Port (l'un des élèves du célèbre
professeur d'hygiène de Munich) complètent les
données, encore bien peu définitives, que nous pos-

sédons sur ces questions mésologiques, vitales pour l'avenir de notre science.

Les souillures du sol par les immondices conduisent à traiter la question des vidanges : pour la résumer, disons seulement ici que nul procédé d'évacuation, qu'il soit mobile ou qu'il soit pneumatique (comme dans la méthode Liernur), ne remplit le *desideratum* intéressant l'hygiène : la protection du sol contre la pollution permanente. Seul, le système du *tout à l'égout* satisfait aux exigences de la science sanitaire, en permettant l'épuration des eaux par les irrigations et l'utilisation agricole des résidus. Tout le monde connaît, d'ailleurs, les exemples de Berlin et de Dantzig, où la mortalité par maladies zymotiques a considérablement décru, depuis que les systèmes de la canalisation et de l'épandage fonctionnent dans ces deux villes, à la satisfaction de tous.

Les villes qui ont suivi ces exemples (Croydon, Reims, et aujourd'hui Paris) ne tarderont pas à en recueillir d'importants bénéfices d'hygiène et de prophylaxie : au point de vue de la fièvre typhoïde, il semble même, qu'à l'heure où nous écrivons ces lignes, Paris ait déjà sensiblement profité des améliorations sanitaires introduites par le *tout à l'égout*.

Le système du *tout à l'égout* est, d'ailleurs, le plus simple du monde. Mais il exige de l'eau en abondance, de l'eau pour la maison, qui doit être débarrassée des matières putrides et des microbes infectieux qui les encombrent. En outre, il faut que les eaux sales soient facilement évacuées ; par une communication directe avec l'égoût, on y arrive aisément ; mais il faut garantir, en retour, les maisons des émanations qui peuvent provenir de l'égout par les tuyaux. Pour cela, les tuyaux, à leur point de départ comme à leur point d'arrivée, seront munis de siphons remplis d'eau, que l'on renouvelle sans cesse.

Deuxième point : il faut de l'eau pour la rue ; il en faut abondamment, pour entraîner tous les détritus organiques qui y stagnent sans cesse. Les bouches d'égout resteront ouvertes, mais soigneusement nettoyées. L'expérience a démontré que les rues les plus odorantes n'étaient pas celles où les matières putrescibles étaient directement envoyées à l'égout, mais celles des quartiers populeux, constamment encombrées de résidus organiques. Évacuer ces résidus avant leur putréfaction, voilà le problème. « Partout où l'eau circule librement, entraînant avec elle les immondices, dit M. Marié-Davy, l'odeur est sensiblement nulle, que les déjections se rendent ou non à l'égoût. » Avec de l'eau et de l'air en abondance, on annihile les effets malfaisants des matières organiques. Quant à la destruction définitive de ces matières, elle ne peut se faire que par le sol.

Le système qui consiste à empêcher les matières

d'aller se mêler aux eaux d'égout se résume dans la canalisation des vidanges par un système spécial de conduite qui aspirerait les matières et les refoulerait sur le lieu de leur exploitation. Ce système ne préserverait pas absolument les maisons des émanations putrides; de plus, il coûterait fort cher aux municipalités. Enfin, la canalisation des vidanges proscrit, jusqu'à un certain point, l'usage de l'eau : car l'extraction de l'eau des vidanges coûte fort cher, et, de plus, l'eau diminue la valeur industrielle de ces produits.

Somme toute, et sauf quelques réserves, le système du *tout à l'égout* s'impose comme le meilleur pour l'assainissement des villes. C'est ce système qui est en usage à Londres et dans les modernes cités de la libre Amérique. L'abondante répartition des eaux dans les maisons et dans les rues, l'évacuation facile des eaux de pluie, des eaux industrielles, des eaux ménagères, dans des canaux souterrains imperméables et bien entretenus, sont d'une absolue nécessité, surtout pour les grandes agglomérations urbaines.

Nos lecteurs savent tous que les égouts de Paris se déversent dans la Seine et que leurs eaux impures (260,000 mètres cubes environ par 24 heures) transforment le fleuve lui-même en un égout, un cloaque, véritablement infect à partir de Clichy et de Saint-Denis. La Seine ne reprend sa limpidité qu'à Meulan (93 kilomètres au-dessous de Paris) et ne redevient pure qu'à partir de la ville de Mantes.

Le projet bien connu de déverser les égouts parisiens dans la mer est un projet chimérique, très éloigné d'une réalisation pratique. D'abord, la pente est insuffisante; en outre, les eaux d'égout, ballottées sur nos côtes, faute d'un courant suffisant, ne tarderaient pas à empoisonner les belles rives de la Manche, dont les bains de mer seraient bientôt infectés comme ils le sont à Brighton et à Trieste.

Les procédés chimiques, fort chers d'ailleurs, sont impuissants à épurer les eaux d'égout; ils précipitent les matières organiques, il est vrai, et clarifient les eaux, mais ils ne sauraient arrêter la fermentation des éléments putrescibles qu'elles renferment : ces éléments « restent presque intégralement dans les eaux rendues claires, mais non purifiées. »

Un seul système est véritablement pratique et rationnel : c'est la combinaison de l'action d'un sol perméable et suffisamment aéré, avec celle de la végétation. Par lui seul, le sol a une action épuratrice et oxydante, qui retient les matières organiques dont la végétation s'empare à son grand profit. C'est ainsi que la plaine aride et sablonneuse de Gennevilliers s'est transformée, sous l'influence des eaux d'égout, en un terrain gras et fertile, fournissant une végétation riche et variée. Et ces magnifiques résultats s'obtiennent sans aucun danger d'émanations pour l'air, sans aucune modification dans la situation sanitaire d'un pays, sans aucune influence épidémique notable. — « Au moment, dit M. Durand-Claye, où les essais de Gennevilliers étaient encore à leur début, on les critiqua vivement au point de vue sanitaire : la commune était, disait-on, envahie par les fièvres paludéennes, le choléra infantile, la diarrhée, etc... L'Administration prit un parti radical. Elle publia et répandit à profusion les noms des prétendus malades, avec leurs adresses. Elle convia tous les médecins de Paris et les sociétés savantes à venir contrôler sur place l'état sanitaire de Gennevilliers. Immédiatement, cet état s'améliora singulièrement.

» En 1875, on parlait de vingt-cinq à soixante fiévreux ; en 1878, il n'était plus question que de quatre malades, qui tous quatre se trouvèrent avoir été visiter l'Exposition universelle le jour où une commission se rendait pour constater leur état morbide. Depuis plusieurs années, aucune espèce de plainte, au point de vue sanitaire, ne s'est produite. Aucune trace d'épidémie n'a été constatée. Une promenade au milieu des champs irrigués, peuplés de plusieurs centaines de cultivateurs, montre à tout visiteur la mine pospère des habitants. Les maisons se multiplient au centre même des irrigations, dans les villages des Grésillons et de Villeneuve-la-Garenne. Près de mille habitants nouveaux sont venus se fixer dans le périmètre arrosé. »

Nos lecteurs voient, par cette citation, ce qu'il faut penser des dangers de l'épuration par le sol et par l'agriculture. On peut épurer au *minimum*, sur un sol perméable, cinquante mille mètres cubes d'eau d'égout par hectare et par an. Les exemples de Dantzig, de Berlin et de Breslau, de Croydon, de Reims, etc... sont également des plus instructifs à cet égard. En Allemagne, il est admis, aujourd'hui, partout, et sans conteste, que l'assainissement municipal repose sur trois principes : Écoulement total des vidanges à l'égout ; distribution d'eau abondante ; épuration par le sol et la végétation. — De même en France, depuis les drames récents de *Paris à sec* et des *Odeurs de Paris* (qui ne peuvent, répétés, que rendre le séjour de la capitale odieux et malsain), tous les hygiénistes sont d'avis d'amener dans les villes une grande quantité d'eau, que l'on distribuera à tous les étages des maisons et qui sera destinée à laver les latrines et les fosses. Pour purifier, tous les ans, cent millions de mètres cubes d'eaux d'égout, il faut deux mille hectares de terrain-dépotoir à la ville de Paris. Or, Gennevilliers ne peut guère lui fournir que six cents hectares au maximum.

L'irrigation épuratrice se poursuivra donc vers Achères, dans des conditions géologiques analogues aux précédentes, et singulièrement économiques, ce qui n'est point à dédaigner. Tel a été l'avis du Conseil municipal de Paris, dont l'intelligente activité, bien digne de la grande ville, a entrepris résolûment l'assainissement rationnel de la Seine. Le conseil d'Etat et le conseil général des ponts et chaussées ont chaudement approuvé les projets municipaux, ratifiés aujourd'hui par la Chambre et par le Sénat. Tout porte à croire qu'ils recevront une prompte exécution et que l'assainissement définitif de notre capitale ne se fera pas attendre. Ce sera là un grand résultat, auquel (il faut bien le dire) les travaux de Durand-Claye, le regretté ingénieur en chef de la ville de Paris, auront considérablement contribué.

Les égouts jouent, à l'égard des villes, le rôle des circonvolutions intestinales vis à vis de l'économie humaine.

*
* *

En résumé, deux systèmes d'hygiène urbaine se partagent, aujourd'hui, l'honneur de résoudre cette capitale question de l'évacuation des immondices dans les villes : le système du *tout à l'égout*, qui n'est, pour la plupart des villes, que partiellement appliqué pour l'instant; et le système de canalisation spéciale des vidanges, qui n'est guère pratique que pour les habitations des riches.

Le *tout à l'égout* repose sur les principes de l'évacuation immédiate par l'eau des matières hors de la maison, sans stagnation, dans les égouts; puis le sol filtre et épure les matières, comme à Gennevil-

liers. Comme conséquences, nous avons : la suppression des fosses, de la vidange et des usines insalubres de matières fécales.

Il est bien évident que, dans le système du *tout à
l'égout*, les égouts qui, par leur construction ou leur
pente insuffisante, empêchent la circulation des
immondices, doivent être refaits et aménagés ; les
rues et quartiers privés jusqu'ici d'égouts doivent
en être munis sans retard. Les branchements seront
débarrassés de leurs détritus, ainsi que les bouches,
qui seront curées à fond. Avant d'être restituées aux
cours d'eau, les eaux d'égout sont épurées par le sol,
de sorte qu'il n'existe, en ces conditions, aucun
inconvénient dans l'envoi des déjections directement
à l'égout, tandis qu'il y a « une cause de dangers
permanents pour l'hygiène, dans l'état de malpropreté des cabinets des classes pauvres, et dans le
maintien du système actuel de vidanges par les
fosses fixes ou mobiles. » (Marié Davy.)

Une fois de plus, Paris a été dans sa tradition
directrice éternelle, en suivant l'exemple donné par
les hommes de progrès et notamment par toutes les
cités du nouveau monde, dont l'hygiène a guidé
l'installation générale. Nous faisons surtout ici allu-
sion à Memphis, cette grande ville du Mississipi,
où un habile ingénieur, M. Waring, a établi le système du *tout à l'égout* avec les plus heureux résultats pour l'hygiène générale de la ville.

Il est impossible, affirme avec raison Emile Trélat,

de nier la capacité épuratoire du sol et le rôle dévolu aux champs d'irrigation pour l'assainissement futur des agglomérations urbaines.

« On a cueilli les fleurs, on a mangé les légumes de Gennevilliers. On a bien continué à dire quelquefois que les premières manquaient de parfum et les seconds de succulence. Mais les fleuristes font des bouquets, et les marchands des halles ont beaucoup d'acheteurs.

» Enfin, la question microbienne s'est ordonnée. La bonne tenue de la contrée ne suffisait pas à convaincre. M. Grancher a fait de minutieuses expériences de laboratoire qui lui ont démontré :

» 1° Que les germes pathogènes ne pénètrent qu'à une profondeur de $0^m,15$ ou $0^m{}^‘20$ dans le sol d'épuration ;

» 2° Qu'ils ne descendent jamais jusqu'à 2 ou 3 mètres de profondeur, niveau de la couche imperméable, et qu'ils ne s'échappent, par conséquent pas, avec les eaux épurées. Celles-ci retournent donc sans dommage au fleuve ;

» 3° Que les légumes cultivés au voisinage des rigoles où coule l'eau d'égout, ne comportent jamais aucun germe pathogène. Ils peuvent donc sans danger gagner nos tables à manger. »

Pour lutter contre les ennemis terribles et puissants qui menacent les agglomérations urbaines, pour arracher notre Paris à la léthalité endémique de la fièvre typhoïde, il faut creuser l'étude pratique de ces grandes questions et hâter *l'assainissement de la ville*. Voilà un problème qui prime bien des questions politiques et sociales. Car l'hygiène publique est vraiment, comme on l'a dit, la moralité des sociétés.

CHAPITRE IV

LA QUESTION DE L'EAU POTABLE

On disserte, aujourd'hui, sur une foule de points qui n'ont pas l'importance grave de l'eau, question d'hygiène urbaine qui dépasse toutes les autres : *Ariston mén udôr*, disait, en effet, Pindare, ce Parisien de l'Attique. L'eau, c'est toute la ville : de la salubrité de ce liquide, dépendent la saine nutrition de ses habitants, la sécurité de l'hygiène domestique, la propreté de l'individu et de la maison, etc., etc. Les Romains paraissent surtout avoir merveilleusement pressenti l'action de l'eau sur l'organisme. Ils ne décrétaient un aqueduc qu'après immolation et examen viscéral sur place, des animaux du pays où se captait la source. Ces *aruspices*, que l'on considère volontiers comme des cérémonies purement religieuses, n'étaient-elles pas plutôt des investigations anatomo-pathologiques ?

L'eau de rivière ne présente aucune des qualités

requises pour constituer de l'eau potable. Elle n'est ni fraîche, ni limpide, ni agréable ; elle est lourde, fade, putrescible, défavorable au tube digestif. Trouble, ammoniacale, riche en détritus organiques variés, elle recèle les germes de la fièvre typhoïde, de la diarrhée, du croup, de la purulence et de la phtisie. Elle est, incontestablement, la grande propagatrice des épidémies urbaines, fait *historiquement reconnu;* puisque selon l'expression d'un chimiste célèbre, c'est sur les bords de trois fleuves, la Seine, le Gange, le Nil, que l'on rencontre les trois foyers de ces trois grandes maladies épidémiques : la fièvre typhoïde, le choléra, la peste.

Ceux qui visitèrent, en 1889, l'exposition de la ville de Paris au Champ-de-Mars, ont pu contempler la comparaison des eaux de Seine et des eaux de la Vanne : ces dernières ne contiennent guère, par centimètre cube, que 200 microbes, tandis que la Seine (en amont de Paris) en contient jusqu'à 20,000. De très analogues divergences séparent l'Ourcq, qui est l'eau la plus contaminée de la capitale, et la Dhuys, source bien moins pure que la Vanne.

Après les douze ou quinze jours nécessités par l'incubation de toute fièvre grave, on voit, régulièrement, coïncider, à Paris, avec chaque distribution d'eau polluée, une recrudescence notable de la fièvre typhoïde dans le quartier qui est l'objet de cette triste préférence aquifère. Il est certain aussi que les diarrhées, les embarras gastriques, les fièvres *indéterminées*, les indispositions de tout genre, s'en donnent à cœur joie dans les mêmes quartiers, chaque habitant n'ayant (heureusement) pas le moyen de se payer toujours une bonne fièvre typhoïde : le mithridatisme n'existe-t-il pas pour les microbes, aussi bien que pour l'arsenic et pour les autres poisons ?

Ce qui est hors de doute, c'est l'influence des eaux sur l'évolution du typhus et du choléra. Depuis que Vienne et Naples remplacèrent, par de bonnes sources, leurs anciennes eaux suspectes, toutes ces *gastro-entérites* (comme disait feu Broussais) ont fui de leurs citées assainies. Mais l'assainissement éclate surtout en matière de choléra : dans les épidémies cholériques, en effet, il est hors de doute que le fléau a suivi, presque constamment, le cours des rivières : tous les observateurs l'ont déclaré.

Si l'on songe que la fièvre typhoïde tue annuellement, en France, 30,000 jeunes gens au moins, et que cette maladie serait évitable, l'Etat le voulant ; si l'on réfléchit non seulement à l'économie des vies humaines, mais à celle de plus de cent millions, restitués annuellement, de ce chef, à la richesse nationale (nous garantissons l'exactitude du calcul), on concevra mieux l'agitation que tout bon esprit doit s'efforcer de maintenir, autour de cette question vitale par excellence, la question des eaux potables. Pour ce qui est de Paris, particulièrement, les 2,500 décédés annuels par fièvre typhoïde sont, tout simplement, on peut l'affirmer, les innocentes victimes de l'infection des eaux de Marne, de Seine et d'Ourcq, souillées, avant leur entrée dans la capitale, par les déjections des riverains et des mariniers. De plus, considérons que, plus se peuple Paris et plus il meurt de soif. La Vanne et la Dhuys, déjà insuffisantes, il y a trente ans, au moment de leur adduction, donnent un débit quotidien de 140,000 litres, qui n'a pas augmenté, alors que Paris s'est accru, lui, de plus de 600,000 buveurs !

Enfin, dans les mois d'été, où la consommation d'eau augmente d'une manière notable, la Compagnie des eaux réalise de fort belles recettes : le malheur est que nous payons l'abonnement à l'eau de source et qu'on nous envoie de l'eau de rivière ! Tous les ans, augmentent nos impôts fonciers et nos centimes additionnels : nous avons des fontaines lumineuses, des feux d'artifice et de la lumière électrique ; mais nous manquons d'une eau digne de ce nom. Avouez que les Français, et surtout les Parisiens, sont des êtres ingouvernables ! Jamais ils ne sont contents : il est vrai qu'ils refusent rarement la carte à payer ! Pour le cas particulier, on voit que les administrations nous dispensent, sans compter, les germes infectieux, et qu'elles récoltent notre bon argent...

La fièvre typhoïde est parfois due à la contamination de l'air ; mais, la plupart du temps, il est prouvé que ce sont les eaux potables qui, dans les épidémies typhoïques, se trouvent corrompues par un germe contagieux, très mobile, tenace et résistant, dont la puissance morbide semble résider en un bacille spécifique. Ce bacille pénétrerait, très facilement, dans l'économie, avec l'eau de boisson : c'est ainsi que M. Brouardel a affirmé, au dernier congrès de Vienne, qu'il connaissait plus de soixante épidémies ayant puisé dans l'eau contaminée leur origine indéniable. Toutefois, on n'a pas toujours trouvé le corps du délit : assez souvent même, le fameux bacille de la fièvre typhoïde a échappé aux recherches micrographiques les plus minutieuses.

Il n'en est pas moins certain qu'une eau potable absolument pure est aujourd'hui reconnue comme l'un des fondements les plus nécessaires de l'hygiène urbaine et de la prévention des épidémies. Les exemples donnés par les villes de Vienne, de Munich, Naples, Francfort, Stuttgard, Londres, etc., nous prouvent rigoureusement, par des faits, la louable influence de l'eau pure sur la santé des populations. Depuis que le lycée Saint-Louis, depuis que les casernes parisiennes ont été pourvus d'eau de source, la fièvre typhoïde y est devenue très rare. Le regretté Durand-Claye a démontré, d'autre part, que cette maladie se montre constamment en augmentation parallèle, toutes les fois qu'augmente la quantité d'eau de l'Ourcq distribuée dans la capitale. Or, à l'heure qu'il est, un quart au moins des Parisiens ne boit que les eaux suspectes de l'Ourcq, ou les eaux notoirement nuisibles de la Seine et de la Marne.

Pendant ce temps, la fièvre typhoïde poursuit naturellement ses sévices et enlève la vie à plus d'un millier de nos concitoyens, dans les années ordinaires, 3 ou 4 milliers dans les années épidémiques. Elle frappe surtout les sujets de 15 à 35 ans, c'est-à-dire en pleine force d'activité, et c'est en cela surtout qu'elle diminue les forces vives de la nation : c'est donc un ennemi redoutable, contre lequel l'hygiène a le devoir de dresser toutes ses batteries. Eh bien ! l'eau pure en abondance : voilà l'élément de prévention le plus efficace peut-être.

Il y a longtemps que l'on a proposé, pour Paris, l'établissement d'une double canalisation en chaque maison. Un robinet donnerait exclusivement de l'eau de boisson, tandis que l'autre fournirait le liquide nécessaire aux nettoyages et autres usages domestiques. De cette manière, la quantité d'eau de source à allouer à chaque citoyen arriverait à être à peu près suffisante. Malheureusement, les ingénieurs nous objectent qu'il existe à ce système des obstacles insurmontables; et nous ne pouvons guère que nous incliner devant ce *non possumus*, prononcé par le personnel technique de la Ville.

Que faire ? Peut-on parer au manque d'eau de source en rationnant les Parisiens ? Il paraîtrait que cette solution, assurément utile pour empêcher les gaspillages, et préférable, en tout cas, aux aléas et aux injustices du *roulement* actuellement en vigueur; il paraîtrait, disons-nous, que le rationnement est peu admissible, au point de vue technique, si toutefois nous pouvons nous fier aux dires des « ingénieurs compétents! » C'est un peu comme la double canalisation, dont nous parlions tout à l'heure. La double canalisation (réservant au service du nettoiement l'Ourcq et la Seine, tout au plus bonnes à cet usage), nécessiterait une somme de cent millions et un délai de dix ans! Il vaut mieux, à tout point de vue, réserver notre argent et notre main-d'œuvre pour l'adduction de nouvelles sources.

Mais en attendant cette adduction (plantez des ormes à Paris!), il faudrait pourtant faire quelque chose. Pourquoi donc tarde-t-on à essayer, au moyen des bassins de sable, le filtrage des eaux fluviales, qui a si bien réussi à l'Allemagne comme à l'Angleterre, à la Pologne et à la Suisse?

Les expériences faites à Nantes avec l'eau de la Loire, épurée au moyen d'une sorte de tour en îlot, avec barbacanes latérales mobiles, ont fourni, paraît-il, des eaux d'alimentation d'une pureté parfaite. Le rendement de ce puits d'étude (qui n'a coûté à construire qu'une trentaine de mille francs) est de 30 millions de litres en vingt-quatre heures. Pour Paris, il faudrait une douzaine de puits semblables : chaque habitant aurait 120 litres d'eau potable par jour, quantité plus que suffisante pour parer à tous besoins !

Un grand nombre de systèmes ont été proposés pour obtenir cette filtration en masse à l'aide des couches sablonneuses. Le plus ingénieux est, sans contredit, celui que nous a présenté M. Ch. Garnier à la Société française d'Hygiène. Il a le précieux avantage de dépouiller l'eau de presque toutes ses matières organiques, et en même temps de lui assurer la fraîcheur la plus favorable pour étancher la soif et favoriser la digestion. On sait, du reste, qu'une eau qui n'est point fraîche constitue un milieu de culture éminemment propice au développement des germes morbides et des organismes inférieurs. Enfin, l'eau ainsi filtrée est bien aérée, c'est-à-dire amie de l'estomac, et non lourde et indigeste.

La filtration, telle que les Compagnies d'eaux de Londres la font subir à l'eau de la Tamise (bien plus impure encore que celle de la Seine), débarrasse l'eau de 98 0/0 des germes vivants qu'elle contenait primitivement. Mais, avant de livrer à notre consommation de l'eau de fleuve purifiée, il sera nécessaire de s'assurer, par des expériences multiples et réitérées, qu'elle ne peut servir de véhicule aux diverses maladies épidémiques. On sait que les maladies qui se transmettent, le plus volontiers, par les eaux potables, sont : la fièvre typhoïde, le choléra, la dysenterie, les fièvres intermittentes ;

on a aussi rencontré, dans les eaux, les divers bacilles du charbon, de la tuberculose et de la suppuration. Enfin, les eaux de mauvaise qualité sont susceptibles d'engendrer l'embarras gastrique, les accidents bilieux, la diarrhée, etc... L'exemple de grandes cités, comme Vienne et Naples, dont la morbidité générale s'est considérablement atténuée par l'amélioration des eaux livrées à leur consommation, nous indique suffisamment la marche à suivre. La filtration en masse peut être un de ces moyens d'amélioration qui, s'ils ne fournissent point des eaux potables comparables aux bonnes eaux de sources, peuvent, du moins, augmenter notablement la quantité d'eau salubre dont les habitants des cités ont besoin, pour leurs divers usages domestiques.

La confection des tranchées filtrantes par les ingénieurs ne fait guère du reste, qu'imiter le laboratoire mystérieux de la nature, préparant les eaux de sources en les dépouillant, à travers des drains sablonneux ménagés dans les entrailles du sol, de toutes les impuretés qu'elles sont capables de contenir. Il sera absolument nécessaire, pour Paris, de creuser les galeries le plus près possible des rives du fleuve, en amont de la grande ville et sans se rapprocher de la nappe souterraine qui est toujours nitreuse et contaminée par des matières organiques variées.

Il est fort probable que l'on aura besoin bientôt

d'avoir recours aux eaux filtrées du fleuve ; Paris n'aura, en effet, jamais assez d'eau potable.

*
* *

Très prochainement, sera achevée la dérivation des sources du Verneuil et de la Vigne, acquises à grands frais par notre municipalité. Ces sources fourniront, pour l'instant, la quantité d'eau pure utile : mais, étant donnée l'extension si rapidement progressive de notre capitale, elles ne tarderont assurément point à devenir insuffisantes pour les besoins de la population :

> Le géant altéré les boira d'une haleine.

Le projet de M. Ritter, tendant à l'adduction des eaux du lac de Neuchâtel, nous semble un projet d'avenir, parce qu'il fournira largement la quantité d'eau pure nécessaire à l'alimentation de Paris et de ses environs. L'eau du lac suisse, principal récepteur de l'Aar, serait captée à 100 mètres de profondeur, à une température de 4° centigrades et dans des conditions immuables de pureté hors ligne : l'aqueduc, facile à construire en quatre ou cinq ans, traverserait le Jura au moyen d'un tunnel de 37 kilomètres de longueur et déboucherait en haut de Meudon, après un parcours de 456 kilomètres au total. Le projet Ritter, dont le devis s'évalue à 350 millions, fournirait ainsi à la ville de Paris

400,000 mètres cubes d'eau potable par jour, sans parler de la quantité fournie aux départements de la Seine et aux populations limitrophes du canal... Bref, après examen approfondi, nous avouons sincèrement que le plan de cet ingénieur nous a paru aussi séduisant que grandiose.

*
* *

Qui doivent faire, maintenant, les centres urbains actuellement pourvus d'eau suspecte? Ils ne doivent en boire, à notre avis, qu'après l'avoir fait bouillir, puis l'avoir longuement agitée dans la carafe (afin de lui restituer l'air dissous, indispensable à sa bonne digestibilité).

Entre parenthèses, on devrait bien exiger semblables précautions, de la part des restaurants et établissements publics : ne pourrait-on inscrire, dans le cahier des charges hygiénique de tout établissement alimentaire (pour éviter qu'il ne se change en *établissement insalubre*), l'obligation de ne délivrer à ses clients que de l'eau *potable*, dans l'acception scientifique du mot? L'initiative privée peut, autant que les pouvoirs publics, pour la répression des fléaux morbides évitables : n'imitons donc point nos mandataires et leurs *commissions*, endormies, comme le disait Montaigne, sur le mol chevet de l'imprévoyance et de l'incuriosité !

Les eaux livrées à l'alimentation publique ne doivent pas être corrompues et souillées par les germes

infectieux, causes de tant de méfaits connus et in-
connus. La prescience instinctive si remarquable
des anciens avait bien nettement compris l'importance de fournir aux agglomérations urbaines une
eau pure et à l'abri de toute pollution. Mais, pendant
que, rêveurs, nous évoquons le souvenir des aqueducs romains et songeons à l'admirable distribution
des eaux potables dans la Cité antique, Paris reste
humblement en arrière des plus modestes capitales;
et à la fin du dix-neuvième siècle (ainsi que l'exprime d'une manière réaliste — et malheureusement réelle — un micrographe distingué), il est permis d'aromatiser avec des matières fécales l'eau que
l'on nous donne à boire, et de nous faire résorber
nos excréments sous forme de boisson ! C'est là une
application imprévue de l'adage latin : *aquæ condunt
urbes*, telle eau, telle cité !

Chose bizarre, on dirait que Paris est condamné
par une fée malfaisante à avoir toujours soif et à
manquer indéfiniment d'eau potable suffisante. Il y a
plus d'un siècle que Voltaire écrivait cette phrase,
toute pleine encore d'actualité : « On ne plaint point
son argent pour avoir un Opéra-Comique, et on le
plaindra pour avoir des aqueducs dignes d'Au-
guste. » Et encore, les Parisiens, nos ancêtres des
siècles derniers, pouvaient boire l'eau de Seine sans
trop de péril : car elle n'était pas, à cette époque, la
purée de microbes actuelle !

On ne saurait croire l'influence qu'une bonne eau

potable exerce sur la nutrition des individus. Après le mémorable choléra de 1885, la ville de Naples n'hésita pas à dépenser une quarantaine de millions, pour se procurer, en abondance, l'excellente *acqua di Serino*. Eh bien ! le propriétaire d'un hôtel de la « bella Napoli » nous affirmait, récemment, qu'il avait été forcé de doubler la ration quotidienne de pain allouée à son personnel, à partir du jour où son établissement avait été pourvu de l'eau en question. Il est vrai qu'il serait difficile de trouver un breuvage aussi salubre et aussi agréable.

CHAPITRE V

LE PAVÉ DE PARIS

De tout temps, les peuples civilisés ont également montré quelle importance il faut attacher au pavage des cités ; et les ruines de Pompéi et d'Herculanum offrent aux voyageurs les beaux restes de dallages en grès ou en granit qui devaient faire ressembler à autant de palais les rues des somptueuses cités romaines.

Longtemps, on n'utilisa pour le pavage que les pierres, fournies par les carrières de grès, de porphyre et de calcaire, ainsi que les cailloux roulés. Le pavage en pierre se fait toujours par rangées croisées, pour que les roues des voitures ne puissent s'engager dans des lignes continues, nuisibles à une direction que la circulation des villes rend déjà assez pénible pour les cochers. Ce notable inconvénient se trouve, d'ailleurs, malheureusement, réalisé sur bien des points par les rails de tramways, qui creusent dans la chaussée de profonds talus, formés par les bordures régulières de pavés : cette disposition fâcheuse est, sur certaines voies, la cause de nombreux et constants accidents de voitures. Disons, en passant, qu'il sera bien difficile de diminuer à l'avenir ces sortes d'accidents, que multiplie encore le développement progressif des Compagnies d'assurances.

Le pavé en pierres doit être d'une égale résistance, pour qu'il puisse s'user également et ne devienne pas trop vite une surface n'offrant que des alternatives de saillies et de dépressions. Mais il ne faut point non plus une régularité trop grande et trop polie, défavorable au maintien des sabots de chevaux et, par conséquent, favorable aux accidents. La base des pavés doit toujours être solide, absolument plane, d'une compressibilité uniforme. Le sable réalise assez bien ce programme, à condition qu'un mortier hydraulique restreigne, le plus possible, l'infiltration dans le sol des eaux de la rue.

Un pavage en pierres ordinaire revient, à Paris, à plus de 20 francs le mètre carré. Le petit pavé de porphyre, qui est certainement l'un des meilleurs engins de pavage, atteint 25 francs. On conçoit les énormes dépenses nécessitées dans les grandes villes, où circulent constamment des véhicules de tout genre, chargés de poids énormes, traînés parfois par sept ou huit chevaux ; de plus, la canalisation des eaux et du gaz, les branchements des égouts, etc., nécessitent des fouilles fréquentes et onéreuses. C'est pour cela que l'empierrement au macadam, dont l'entretien est hors de prix, ainsi que le recouvrement des chaussées par l'asphalte comprimé et par le bitume, n'ont jamais pu se généraliser dans notre capitale. On a trouvé plus avantageux de recourir généralement au pavage en pierres, facile à défoncer, à relever et remplacer partiellement, au risque, d'ailleurs, de rendre impraticables pour les piétons la plupart des rues de Paris : l'inconvénient (il faut le dire) n'est point très grand, les trottoirs manquant bien rarement, même dans les quartiers les plus déshérités.

Aujourd'hui, au point de vue du pavage, Paris est à l'âge de bois.

L'Administration municipale a décidé qu'un très grand nombre de voies très fréquentées seraient pavées en bois. On est encore en train de réaliser actuellement, à grands frais, ce mode de pavage, scientifiquement appliqué à l'aide de tubes ou parallélipipèdes en sapin ou en ormeau, de douze centimètres d'épaisseur, imprégnés de goudron de houille et assemblés sur une fondation en béton. Les interstices sont d'abord séparés par des lattes ; puis on y coule du goudron et l'on agglomère ainsi les diverses pièces du parquet.

D'après les observations de feu Bertillon et du docteur Vallin, les chutes des chevaux sont moins fréquentes sur le pavé en bois que sur les voies recouvertes d'asphalte ou pavées en granit. De plus, l'absence de bruit et de trépidation rend moins fréquentes les affections du système nerveux et épargne les cahotements, si douloureux pour les femmes et pour les sujets souffrant de la vessie ou de l'abdomen. L'absence de bruit est de plus favorable aux écoles, aux théâtres, aux médecins qui auscultent les malades, etc. Les chaussées sont moins boueuses en temps de pluie, et les égouts moins encombrés de sables et de gravats qu'avec le pavé ordinaire, et surtout l'empierrement au macadam. Cependant la poussière, l'odeur du goudron et surtout les dangers d'incendie (en temps de révolution) sont des inconvénients sérieux à mettre au passif du pavage en bois. Quant aux miasmes typhiques, ils s'y produiront difficilement, à cause du lit de béton du sous-sol.

Si le pavage en bois est favorable aux chevaux, il l'est moins aux bipèdes humains. Les accidents triplent parmi les piétons, à cause du manque de sonorité des voitures en marche. C'est ce qui a donné lieu à la vieille plaisanterie : « Nouveau pavage en bois, plus de sourds ! Ils seront tous écrasés. » Les Américains (fait à noter) renoncent maintenant au pavé en bois. Le docteur Wight, dans un très remarquable rapport adressé au Conseil d'hygiène de la ville de Détroit (Michigan), opte

pour le revêtement des voies publiques en asphalte.
Ce pavage est imperméable, peu bruyant, facile à
laver, exempt de trépidation, durable, aisément ré-
parable et, partant, économique. On peut reprocher,
au contraire, au pavage en bois d'être coûteux,
facilement putrescible et peu durable. Quant au
pavage en pierres, d'après le docteur Wight, c'est
le plus mauvais, parce qu'il s'infiltre le plus facilement dans ses joints, cause un bruit et une trépidation nuisibles à la santé, et compromet enfin la soli-
dité des bâtisses. Ce pavage n'est admissible que
joint par un ciment au coaltar.

Quel que soit, d'ailleurs, le mode de pavage que
l'hygiène ou la mode fasse adopter, il doit toujours
reposer sur un fondement solide et d'une résistance
durable.

Le jugement sévère d'un hygiéniste américain ne
saurait s'appliquer aux pavages en bois perfec-
tionnés, que la ville de Paris s'efforce en ce moment
de généraliser, et qui réunit tous les suffrages des
hommes compétents : « Nous avions, dit M. Vallin
(*Revue d'Hygiène*) abordé cet examen avec l'idée pré-
conçue que la salubrité de la ville était compromise
par les projets d'extension de ce pavage à nos grandes
chaussées, qu'à côté de la *fièvre hausmannienne*, créée
il y a vingt ans par les remuements de terre et les
grands travaux de voirie exécutés par l'ancien préfet
de la Seine, il fallait craindre la fièvre palustre urbaine engendrée par l'introduction du bois dans la

confection de nos voies publiques. Un examen direct nous a rendu plus circonspect. »

« Comme toutes les choses de ce monde, ajoute le docteur Bertillon, la chaussée de bois a les défauts de ses qualités. La facilité du roulement, l'étouffement des bruits, la rendent agréable aux locataires de la rue et aux voyageurs en voitures, mais permettent de renverser les passants, et de leur broyer bras et jambes... silencieusement. » Il est certain que, le pavé de grès étant beaucoup plus dur que le pavé de bois, les écrasés auraient mauvaise grâce de se plaindre du nouveau système. Ce système a également un avantage économique. »

« Par sa précision, nous dit justement Aurélien Scholl, le pavage en bois déconcerte plus aisément le tripotage et la malversation des entrepreneurs. » Londres a reconnu depuis longtemps ces avantages réels au pavé de bois ; il faut bien dire que les ouvriers anglais excellent dans ce genre de travail. D'ailleurs, il est certain qu'on réglera toujours facilement la superficie exacte du béton, et, partant, le chiffre des pavés et la quantité du ciment qui garnira leurs joints. »

Notre collègue M. A. Laurent a consacré, dans le *Génie Civil*, d'intéressantes pages à la question technique du pavage en bois. Nous lui emprunterons ces détails curieux :

« Le pavage ne peut être livré à la circulation qu'après la prise complète du mortier des joints ; un

délai de quatre à cinq jours est jugé nécessaire pour
obtenir ce résultat. Pendant ce délai s'effectue une
dernière opération, extrêmement simple : le répandage à la surface d'une mince couche de gravier sec
et anguleux. Il paraîtrait que ce gravier, s'écrasant
sous l'action des roues des véhicules, s'incruste
dans le bois et rend la surface de roulement beaucoup plus résistante. Sans contester ce fait, qui
nous a paru effectivement se produire, quoique
dans une mesure bien restreinte, nous pensons
que le répandage du gravier peut se motiver simplement par la convenance de soustraire le mortier encore un peu frais à l'action directe des roues
des véhicules. »

Les opérations du pavage en bois sont très
longues, gênantes pour les voyageurs, encom-
brantes pour les chaussées. Ces inconvénients ont
frappé douloureusement tous les Parisiens, et dévié
longtemps les parcours des omnibus et des voitures.

Ne pourrait-on pas augmenter le nombre des
ouvriers, et exiger que les opérations préalables
(préparation des gabarits, des bétons et enduits, etc.)
soient faites dans des ateliers spéciaux, ou sur des
points moins encombrés de la voie publique ?

CHAPITRE VI

LES HABITATIONS A BON MARCHÉ

Un logement sain à bon marché, quoi de meilleur pour alléger le paupérisme, pour relever, physiquement et moralement, la classe des travailleurs et des déshérités, que Lamennais dénommait, à bon droit : « le cœur du genre humain »? Quel plus efficace encouragement, enfin, pour les laborieux, que de faciliter à tous l'acquisition de la propriété bâtie? Voilà du socialisme pratique, de la prophylaxie politique et sociale par excellence...

M. Georges Picot a établi que la population ouvrière de Paris, qui est de 1,300,000 âmes, n'a guère à sa disposition que 30 à 40,000 chambres uniques ; on conçoit la promiscuité, vicieuse et insalubre, qui en résulte et la nécessité presque indispensable, pour la plupart des ouvriers, de passer leur vie au cabaret. Il avait raison, le grand homme d'État Beaconsfield, s'écriant au Parlement : « Le logement est l'école de toutes les vertus, la condition de l'hygiène, la garantie de la civilisation. » C'est, d'ailleurs, surtout aux riches qu'il appartient de faire tomber, une bonne fois, ces infects taudis, décorés du nom de *garnis* ouvriers ou *cités*; car c'est de là que partent et s'irradient la plupart des germes infectieux ; c'est là que se forme l'imposant cortège des épidémies et des contagions morbides. Il y a donc, pour chacun, non seulement un intérêt philanthropique et patriotique, mais encore un intérêt individuel et personnel, à résoudre une question sanitaire de premier ordre, qui supprimera ces anachronismes en pierre qu'on nomme les quartiers populeux et les remplacera par une série de petites maisons séparées, avec jardins, inondées d'air et de lumière, pourvues d'eau potable en abondance, munies de fosses mobiles ou bénéficiant du *tout à l'égout*, etc., etc.

Dans leur magnifique ouvrage sur les *Habitations ouvrières en tous pays*, notre savant collègue E. Cacheux et le regretté E. Müller ont établi nettement l'influence d'un logement malsain sur la durée de la vie moyenne, en tenant compte de l'âge des habitants, de leur sexe, de leurs professions, de l'exposition de leur maison, de l'étage qu'occupe la famille, etc., etc. A Paris, où la mortalité générale moyenne est (comme on sait) de 24 pour 1,000, il meurt, dans les petits logements, jusqu'à 40 pour

1,000 habitants — ce qui réduit notablement le taux de la mortalité des habitations salubres. En Angleterre, nous dit M. Guy, *general registrer*, il meurt annuellement 1 million 700,000 personnes dont l'hygiène du logement aurait pu allonger certainement l'existence. Le docteur Playfair fixe à 500 millions de francs la perte annuelle que causent à l'*United Kingdom* les décès et les maladies des travailleurs, par suite de l'insalubrité et de l'insuffisance des logements.

C'est surtout aux Expositions universelles que l'on a pu voir les progrès successifs réalisés (bien lentement, hélas! en face du flot toujours montant du paupérisme) dans cette question des habitations ouvrières qui attirait, pour la première fois en 1855, la sollicitude de l'empereur Napoléon III. Malheureusement la police et les Conseils d'hygiène n'ont pas assez fait la guerre aux insalubrités de tous genres, et les commissions illusoires n'ont pas obtenu la sanction de leurs louables efforts, c'est-à-dire les réformes (bien élémentaires, pourtant) qu'elles imploraient timidement. C'est par une éducation lente, et pour ainsi dire traditionnelle, que les conquêtes sanitaires et économiques prennent corps et se réalisent. Si, depuis trente-cinq ans, on avait forcé les propriétaires à un *minimum* de salubrité, et surveillé plus attentivement les constructions neuves, notre vue ne serait pas affectée, aujourd'hui, par ces épouvantables tanières qu'on appelle la cité Doré et la cité des Kroumirs, refuges sacrés de la misère physiologique, de l'immoralité et du microbisme !

Dans un pays à prétentions démocratiques, comme est le nôtre, ne devrait-on pas exproprier, sans recours possible, les maisons dont l'insalubrité est reconnue irrémédiable, et interdire la location des logements non assainis ? Ces résolutions radicales seraient l'indispensable prélude de la construction des habitations à bon marché.

En attendant, la République doit sa protection et tous les hommes de cœur leur sympathie à cette Société française des habitations à bon marché, parce qu'elle accomplit sans bruit un devoir social, une croisade philantrhopique digne de tous les encouragements. Car, ainsi que le disait, avec éloquence, M. G. Picot : « Dans les agglomérations sans air où s'entassent les hommes, tout fermente : les germes morbides et les passions haineuses. En faisant circuler l'air, en rallumant le foyer familial, les colères se calment, l'envie diminue, les conditions si dures de travail s'acceptent avec soumission. »

CHAPITRE VII

INSPECTION DES VIANDES

Tout le monde est d'accord, aujourd'hui, sur l'importance de ce service aux points de vue de l'hygiène publique et de la police sanitaire des villes. Empêcher les propagations épizootiques et préserver les consommateurs de certaines affections graves : voilà les résultats palpables de l'inspection, dont le but est, comme on sait, d'éliminer du commerce les viandes malades, insalubres, nuisibles, dangereuses. Quand on considère que le ventre de Paris engloutit annuellement, à lui seul, près de 300,000 bœufs, 200,000 veaux, 1,800,000 moutons et 250,000 porcs, on peut comprendre ce que le service de la boucherie peut exiger de la part de ses inspecteurs, comme science profonde, flair sûr et pratique consommée.

Empressons-nous d'ajouter que ce service fonctionne, dans notre capitale, depuis une douzaine d'années, à la satisfaction universelle, sous l'habile et savante direction de M. Villain. Quelle garantie, pour le consommateur carnivore (comme l'est tout Parisien), de savoir qu'il peut, sans danger aucun, ingurgiter son beefsteack saignant, dûment visité et estampillé à l'avance! On ne voit plus guère, en effet, de ces viandes dites *à la main* échapper à la vigilance de l'inspection par une introduction frauduleuse à Paris.

La même institution sanitaire a été reconnue utile et nécessaire dans tous les pays civilisés d'Europe. Point n'est besoin, du reste, de composer le service uniquement de vétérinaires : M. Baillet remarque, avec raison, que, pour surveiller les *échaudoirs* et se rendre aux *barrières* de Paris à quatre heures du matin, le diplôme de vétérinaire est de trop. Nous ajouterons même que plusieurs savants inspecteurs des viandes ont (à notre connaissance) payé de leur santé et même de leur vie un service beaucoup trop dur pour leurs forces. De simples surveillants — praticiens, assermentés, — rempliront parfaitement cet office, indigne du diplôme ; sous le nom de contrôleurs, ou de vérificateurs des viandes, ces employés subalternes prépareraient la besogne technique plus délicate du vétérinaire nommé au concours. C'est, d'ailleurs, ce qui se passe à Lyon, Saint-Étienne, Besançon, Lille, Toulouse, Marseille, Bordeaux, et dans beaucoup de villes d'Allemagne, Autriche, Belgique, Espagne et Portugal, qui jugent inutile d'imposer à des travailleurs intellectuels une profession de manœuvre.

Comme pour beaucoup d'autres services de médecine publique, la grosse difficulté réside dans l'organisation de l'inspection dans les campagnes. Nos voisins les Allemands l'ont résolue en favorisant, dans chaque commune, la création d'une modeste *tuerie publique*, qui perçoit des droits d'abatage destinés à couvrir les frais de l'inspection. Nous ne saurions mieux faire qu'imiter cet exemple des Allemands, qui sont incontestablement nos maîtres en matière de police sanitaire pratique...

Reconnaissant la justesse de ces idées et la nécessité indispensable d'imposer partout l'inspection de la boucherie, le dernier grand conseil des vétérinaires français a voté la suppression des abattoirs particuliers et leur remplacement par des abattoirs publics, pouvant servir, au besoin, à plusieurs communes. Il a décidé aussi que l'introduction des viandes foraines ne pourrait avoir lieu dans les communes, sans un examen préalable fait par un vétérinaire ou sous son contrôle : « Toutes les viandes, conclut-il, doivent être estampillées avant leur sortie de l'abattoir, y compris celles destinées à la troupe. Dans l'armée, l'inspection sera faite par les vétérinaires militaires, ou, à leur défaut, par les vétérinaires civils. »

Comme nous le disons ailleurs (1), le service d'in-

(1) *Hygiène de l'Estomac*, 4ᵉ édition, page 210.

spection de la boucherie est l'un des plus importants pour l'hygiène et la santé publique. On ne saurait trop proscrire de l'alimentation humaine ces viandes fiévreuses ou hydropiques, renfermant les germes parasitaires de la trichine, du ténia, de la tuberculose; on ne saurait trop retirer de la circulation la chair des bêtes ayant succombé à la tuberculose, au charbon, au surmenage, à la cachexie aqueuse, aux accidents de la parturition, etc., etc...

Tout le monde vétérinaire a grandement raison, par exemple, d'insister sur la nécessité de rendre plus pratiques les épreuves du concours d'inspecteur. Aujourd'hui, on a, malheureusement, trop de tendance à faire de la science partout. De grâce, un peu moins de science, messeigneurs, et un peu plus d'art! A force d'abuser des facultés de réceptivité de vos candidats, vous tuez, chez eux, le jugement et l'initiative, qui font le vrai praticien, aussi bien en médecine humaine qu'en médecine animale. « On ne sait plus, écrivait, il y a plus de trente ans, Trousseau, on ne sait plus que recevoir et qu'engloutir des connaissances nouvelles : et l'intelligence, paresseuse, étouffe d'obésité et meurt improductive. » Hélas! que diriez-vous aujourd'hui, illustre maître, en face des débordements de la bactériologie et de la microbiomanie? Vous diriez que le microscope passera et que la clinique est immortelle : *habent sua fata bacilli!* (1)

(1) Voyez la *Préface* de notre *Formulaire*.

A la frontière, les animaux vivants exportés ou importés sont obligés, par les lois du 21 juillet 1881 et du 6 avril 1883, au *certificat d'origine et de santé*, excellente garantie. Pour les viandes mortes, la Chambre des députés a demandé une première inspection à la frontière, indépendamment de celle qui a lieu au point d'arrivée. C'est là un tort : de trop fréquentes manipulations facilitent la décomposition des viandes, surtout pendant la saison chaude et orageuse ; ce qui va, bien évidemment, contre les intérêts de la santé nationale, que l'on cherche à sauvegarder.

A l'intérieur, l'inspection des viandes doit être faite avec le plus grand soin. Les principaux motifs susceptibles d'entraîner la saisie de la viande peuvent se répartir en trois catégories :

1º *Ceux qui entraînent la saisie totale.* Ce sont les viandes d'animaux morts de maladies infectieuses ou virulentes, telles que peste, morve, charbon, rage, trichine, infections purulente et putride, cancer généralisé, fièvres graves, etc., ainsi que celles d'animaux trop jeunes ou mort-nés.

2º *Les motifs comportant, selon les cas, une saisie totale ou partielle :* ladrerie, actinomycose (affection parasitaire), tuberculose, rouget et pneumo-entérite du porc.

3º Enfin, *ceux qui ne donnent lieu qu'à la saisie partielle.* Il s'agit, dans ces cas, de lésions aiguës ou chroniques des viscères et des séreuses, non accompagnées de fièvre ; lésions parasitaires ou lésions accidentelles locales, etc.

Tel est, en quelques mots, le code de l'inspection des viandes. Il nous reste à souhaiter, en terminant, qu'il soit observé partout comme il l'est à Paris, et l'on pourra répéter alors le mot d'Orfila : « La Société peut dormir, la science veille. »

CHAPITRE VIII

L'HYGIÈNE ET L'HOPITAL

Les questions hospitalières sont actuellement à l'ordre du jour. Dernièrement encore, nous lisions avec intérêt une consciencieuse étude consacrée par le docteur F. Guérard à l'hôpital de Lariboisière. Lariboisière, qui fonctionne depuis trente ans seulement, est aujourd'hui bien déchu de la réputation qu'on s'était plu à lui faire. Quand on pense que sa création a coûté dix millions et demi de francs, ce qui met le lit à 17,236 fr. 21 c., quand on voit que les dépenses annuelles y atteignent près d'un million, on se demande s'il ne vaudrait pas mieux consacrer à l'assistance domiciliaire bien comprise le monstrueux total de toutes ces journées de malades... Et notez bien que la mortalité de Lariboisière égale, si elle ne la dépasse pas, celle des plus anciens hôpitaux : « Au point de vue architectural, disait Malgaigne, aucun ne le surpasse. Ce ne sont que colonnes, portiques, arcades ; mais il y meurt une femme en couches sur 21, et 52 amputés sur 100 ! » C'est l'encombrement par les chroniques et les infirmes qui se trouve être, en partie, la cause de ces misères, aujourd'hui moins flagrantes qu'au temps septicémique de Malgaigne. Quoi qu'il en soit, Lariboisière constitue encore l'une de ces erreurs dispendieuses auxquelles il serait grand temps de renoncer.

Tout le monde est d'accord, en effet, aujourd'hui, pour reconnaître qu'il ne faut plus d'hôpitaux monumentaux ; plus de ces grandes casernes de 600 lits, surtout dans l'enceinte des villes, où les agglomérations de cette nature irradient, sur les populations, les miasmes les plus dangereux. Tout le monde reconnaît également, sous la remarquable impulsion pratique de l'École anglaise, l'absolue nécessité de l'isolement des contagieux. Nous nous souvenons encore des exclamations étonnées et admiratives poussées par la commission parisienne, lorsqu'elle visita, à Londres, les hôpitaux flottants pour varioleux, établis à Long-Reach, sur la Tamise, et si remarquablement aménagés dans trois navires hors de service...

Les hôpitaux constituent l'un des plus réels dangers pour la population des villes. Songez qu'à la Pitié, le docteur Miquel a trouvé 79,000 microbes par mètre cube d'air ! Ne croyez-vous pas qu'il serait indiqué, chers lecteurs, de transformer en Versailles ces Louvres de la misère, et de débarrasser les grands centres de ces foyers de pestilence permanents? C'est surtout à Paris qu'est vrai le mot terrible de Jean Jacques : « L'haleine de l'homme est un poison pour ses semblables ! » La fraternité consisterait-elle à nous empoisonner les uns les autres ?...

Les animaux qui respirent sont (ainsi que l'a démontré Lavoisier) de véritables corps combustibles, qui brûlent et se consument, et la vie et la flamme ont cela de commun qu'elles ne peuvent exister sans air. Or, écoutez le mot de Boussingault, l'une des autorités chimiques les moins contestées : « Sous le rapport des émanations, Paris n'est qu'un amas de fumier d'une étendue considérable. »

Il est bien entendu que vous ne sauriez biffer d'un trait les inconvénients inhérents à toute agglomération, qui est, par sa nature même, une insulte permanente à l'hygiène. Mais vous pouvez éloigner de Paris les grands hôpitaux, ces énormes anachronismes, ces temples d'infection érigés à la Mort ; et organiser, par exemple, des convois sanitaires pour transporter au dehors (dans leur intérêt comme dans le nôtre) tous les malades transportables. Cette innovation serait particulièrement utile pour les hôpitaux infantiles et surtout pour les hospices d'enfants assistés, *où l'on meurt de la maladie qu'on y contracte*, et d'où partent sans cesse irradiés, sur les quartiers avoisinants, les germes de la diphtérie, de la rougeole, de la scarlatine, etc... Et puis, n'est-il point démontré aujourd'hui, par tous les économistes, que rien n'est plus coûteux, pour les Sociétés et pour les villes, que la maladie, si ce n'est la mort ? Donc, toute dépense faite en faveur de l'hygiène et contre la routine sera, en fin de compte, une bonne affaire au point de vue financier! Et puisque nous en sommes arrivés à aborder le point de vue *finances*, que pensez-vous, chers lecteurs, de ce petit exposé, dont je vous garantis les chiffres : Le nouvel Hôtel-Dieu a coûté 40 millions, et même plus. Il a 500 lits, soit 80,000 fr. par lit, soit 4,000 fr. de loyer. Le prix de la journée d'hôpital est de 3 fr. 50, soit 1,277 fr. 50 centimes par an. En cumulant les prix, on trouve que la journée du malade revient encore à 14 fr. 40. Que de choses on pourrait faire avec ces 14 fr. 40! L'assistance à domicile, elle-même, si impraticable qu'elle ait été jugée, ne serait-elle pas préférée par les contribuables à cet épouvantable gâchage d'argent?

Le rôle des hôpitaux de l'intérieur des villes est d'y semer l'infection et la mort.

« Vous connaissez, a dit Tyndall, les figures, d'une fidélité exquise, employées dans le Nouveau Testament à l'égard du levain? Une particule cachée dans trois mesures de farine suffit à lever le tout. Exactement de même, une particule de *contagium* se répand à travers le corps humain et peut, se multipliant, atteindre des populations entières! »

*
* *

Le docteur Ollivier n'a pas eu de peine à démontrer que la salle de consultation de l'hôpital est un
lieu de contamination, un foyer infectieux, toujours
menaçant pour l'hôpital et pour la ville elle-même.
Il faut donc absolument éloigner, dans la minute
même qui suit leur arrivée, les malades qui sont
capables d'en contaminer d'autres; isoler les cas
suspects dans des chambres séparées, et les cas
confirmés dans des pavillons spéciaux. L'isolement
est une nécessité reconnue partout à l'étranger; et
cette nécessité s'impose aussi bien pour la scarlatine et la coqueluche que pour la diphtérie et la
rougeole. La création d'hôpitaux d'isolement *extra
muros*, qui serait hygiéniquement si efficace, présente, toutefois, certains inconvénients inhérents
aux dangers du transport des malades atteints de
diphtérie et de fièvres éruptives. Au contraire,
l'annexion aux hôpitaux urbains de quatre pavillons
d'isolement destinés aux maladies sus-nommées
comblerait une partie des *desiderata* formulés par
tous les bons esprits.

Mais il est indispensable d'appliquer aux consultations des dispensaires privés et des bureaux de
bienfaisance les mesures réclamées pour les hôpitaux. Il importe également d'engager les ouvriers
et les petits employés à faire transporter à l'hôpital
leurs enfants atteints de maladies contagieuses. Mais

si (par un entêtement bien compréhensible), ils s'y refusent et tiennent absolument à les soigner chez eux, le devoir des pouvoirs publics est de créer des asiles spéciaux, où les parents pourront envoyer leurs enfants bien portants, jusqu'à ce que tout danger de contagion dans la famille se soit évanoui.

Est-ce à dire que l'Assistance publique n'ait rien fait, en ces dernières années, pour diminuer l'épouvantable léthalité qui pèse sur la population parisienne infantile par le fait des maladies épidémiques et contagieuses ? Malgré tous les *desiderata* qui demeurent encore à combler, il serait injuste de ne pas apprécier les efforts tentés depuis quelque temps.

Il s'agit principalement de l'hospice des Enfants-Assistés de la rue Denfert-Rochereau, dont tous nos lecteurs connaissent la sinistre réputation, nullement usurpée, d'ailleurs. Eh bien ! grâce aux mesures d'isolement et de désinfection rigoureuses prises dans cet hospice, la mortalité est tombée, en deux ans, de 48 pour 100 à 5 pour 100, pour la rougeole. Pour la diphtérie, le chiffre des cas déclarés à l'intérieur de l'hospice est tombé de 78 à 13. Voilà des résultats qui doivent encourager, dans la voie des réformes sérieuses, l'Administration, et qui sont assez beaux, même, pour l'engager à renoncer, une fois pour toutes, à sa routine meurtrière. Puisque nous ne pouvons, dans notre inféconde patrie, augmenter le chiffre des naissances, efforçons-nous au moins d'arracher à la mort qui les guette les jeunes existences de ceux qui sont venus à la lumière !

Pourquoi ne pas accorder, par exemple, sans retard, aux éminents médecins de l'hôpital des Enfants-Malades, ce qu'ils vous demandent à cor et à cris, ô Assistance publique : de ne pas laisser les diphtériques ou les malades douteux séjourner à la consultation ; de créer, pour tous les suspects, des chambres d'isolement ; d'avoir, pour les diphtéries, non pas seulement des appartements séparés, mais des salles de rechange ; de désinfecter le plus possible et de brûler tout ce qui n'est pas susceptible ou ne vaut point la peine de subir la désinfection, etc... ?

C'est presque notre honneur national qui se trouve engagé dans ces réformes ; car, à notre avis, et de l'aveu de tous les voyageurs impartiaux, la France est bien en retard sur les autres nations voisines (et notamment sur l'Angleterre, l'Allemagne et la Hollande) pour tout ce qui a trait à la défense organisée contre les épidémies et les contagions qui nous menacent de toutes parts.

Au Conseil municipal, M. le docteur Chautemps a demandé avec raison, pour la variole, la création de deux hôpitaux d'isolement, l'un au nord, l'autre au sud de Paris. Cette création permettra de supprimer les services spéciaux des hôpitaux Saint-Louis et Saint-Antoine, notoirement malsains et insuffisants. Les diphtériques et les rubéoliques transportables seront traités dans deux hôpitaux nouveaux, situés à Bicêtre et à Ivry : les malades non transportables seront retenus dans les pavillons d'isolement des Enfants-Malades et de Sainte-Eugénie. Une autre délibération, récemment votée par notre Conseil municipal, porte sur la construction de plusieurs stations de voitures d'ambulance pour le transport des contagieux et sur l'organisation d'une station et d'un service spécial de désinfection au numéro 166 de la rue de Vanves ; enfin, sur la création, à Créteil, d'un hôpital de teigneux.

Voilà de la bonne besogne, plus utile à la grande cité que ne le sont les embellissements et les subventions théâtrales. Toute dépense faite au nom de l'hygiène est une économie, puisque la négligence des précautions sanitaires entraîne, chaque année, la mort d'un grand nombre de nos compatriotes et compromet l'avenir de notre pays, dont les épidémies tuent les enfants aussi sûrement que la guerre la plus meurtrière. Malthus affirme avec raison que les maladies sont le plus sûr indice de la misère d'un peuple. Il est bien certain que c'est du côté des quartiers pauvres, des arrondissements excentriques, que doivent porter surtout les améliorations hygiéniques et les vigoureux efforts de l'assainissement. Mais, il faut remarquer aussi que tous les quartiers sont solidaires, et que Paris est autonome devant la maladie, quoi qu'il ne puisse encore nommer son maire. Les foyers épidémiques dispensent, sans cesse, autour d'eux, les germes morbides : c'est là que les maladies viennent alimenter leurs forces expansives et puiser, pour ainsi dire, leur vie. Les mesures générales de prévention, que l'on s'apprête à prendre, contre les affections contagieuses, s'imposaient donc impérieusement...

Pour ce qui est de la variole, il est pénible de penser que les Allemands, nos voisins, en ont presque absolument supprimé les sévices, grâce à l'extension des pratiques vaccinales, alors que chez nous (actuellement encore) cette fièvre éruptive fait encore de nombreuses victimes. Nous voudrions que l'on imposât aux logeurs l'obligation de n'admettre pour locataires que des individus revaccinés : car la variole éclate souvent dans les garnis parisiens. Nous voudrions aussi voir la population de la grande ville profiter davantage des services gratuits de vaccination animale établis de tous côtés (1).

Quant à la coqueluche, c'est bien à tort qu'on la considère comme bénigne : c'est, au contraire, une maladie souvent mortelle pour l'enfance et dont la contagion est hors de doute. En pratiquant l'isolement rigoureux, on atténuera certainement la mortalité causée par la coqueluche. L'Assistance publique, du reste, a lés moyens de seconder dignement les sacrifices pécuniaires proposés par le conseil

(1) Voir les chapitres ultérieurs.

municipal : n'a-t-elle pas un budget de plus de 40 millions?

Nous avons également le droit d'espérer que les nouveaux hôpitaux ne ressembleront pas aux anciens, à ces temples bénis seulement par les architectes et dont l'Hôtel-Dieu de Paris semble avoir fermé la déplorable série ! Nous demandons des pavillons à un étage, isolés et séparés, de construction légère et économique · nous en avons assez vu, de ces casernes anti-hygiéniques en pierre de taille, aussi dangereuses pour les malades que pour leurs voisins. Adoptons donc, une bonne fois, les hôpitaux en bois (en honneur en Angleterre et en Amérique), dont la salubrité est proverbiale et la destruction si facile, lorsqu'ils ont fait leur temps !

Beaucoup de projets sont, du reste, dans l'air, et si la distance n'est point trop longue de la coupe aux lèvres, et de la décision à l'exécution, notre capitale n'assistera plus au spectacle de ces épidémies meurtrières de fièvres éruptives (variole, rougeole, scarlatine) déchaînées, à tout instant, sur sa population infantile ! Quant aux hôpitaux de phtisiques, ils seront surtout utiles pour désencombrer les services hospitaliers destinés aux maladies aiguës : car la contagion du mal n'est point assez active pour légitimer l'isolement rigoureux du malade tuberculeux. Il suffit de veiller à la destruction des crachats, ainsi que nous le dirons plus loin.

Henri Napias (aux travaux duquel l'hygiène contemporaine est si redevable), a fait dernièrement, sur les hôpitaux d'isolement en Europe, une savante enquête, de laquelle il résulte évidemment que l'Allemagne, l'Autriche-Hongrie, la Belgique et surtout l'Angleterre, ont construit, depuis ces dernières années, de nombreux hôpitaux et pavillons pour contagieux; mais n'oublions pas que ce point capital d'hygiène hospitalière et de préservation sociale a été surtout mis en lumière par le lumineux génie d'un Français, J.-R. Tenon, chirurgien du siècle dernier, chargé (il y a plus de cent ans), par le roi Louis XVI, de faire un rapport sur les hôpitaux, — rapport qui est encore et restera naturellement un chef-d'œuvre.

L'enquête de MM. Napias et Dubrisay constate, du reste, avec autant de vérité que de franchise, qu'il n'existe guère actuellement, en Europe, de pays où la question de l'isolement hospitalier ait été complètement et rigoureusement résolue. Cela tient, assurément, à la difficulté que toutes les nations éprouvent à équilibrer leurs budgets : toutes, plus ou moins, ne songent, pour le moment, qu'à entretenir sur le pied de guerre de ruineux bataillons, et considèrent les dépenses faites pour l'hygiène comme des superfluités, alors qu'elles sont non seulement les plus nécessaires, mais encore les plus véritablement économiques.

Un mot, pour finir, sur les maternités et leur

hygiène. L'Assistance publique de Paris a réalisé, pour les femmes en couches, les plus louables améliorations, depuis quelques années. Mais, en province, il n'en est point de même, et, sous le nom *très animal* de *gésines*, les services d'accouchements sont, dans bien des villes, absolument sacrifiés et maintenus dans les conditions les plus malsaines. Napias vient de nous le prouver, dans un travail qu'il a fait paraître, en sa qualité d'inspecteur des services administratifs au ministère de l'intérieur. On sait aujourd'hui, de façon certaine, que cette maladie infectieuse des femmes en couches, qu'on appelle la *fièvre puerpérale*, se transmet surtout par la contagion du personnel, des instruments, des pièces à pansements, objets de toilette, etc., et enfin par l'air ambiant. On préviendra donc cette contagion en construisant d'abord des Maternités, et en y créant ensuite des pavillons spéciaux, où les femmes en couches seront isolées au moins pendant les six jours qui suivent l'accouchement. Avec une aération convenable et des précautions antiseptiques rigoureuses, on empêchera, presque toujours, que « l'accouchement, acte physiologique, devienne une maladie grave et trop souvent mortelle. » Les résultats de la propreté et de la désinfection sont, en effet, surtout palpables dans les maternités et dans les services de chirurgie, où les germes contagieux revêtent la plus manifeste activité.

Depuis que les chirurgiens et les accoucheurs suivent les saines traditions de la propreté et de l'antisepsie, la pratique hospitalière a gagné d'une manière notable, et nous ne voyons plus, comme autrefois, l'infection purulente sévir dans les salles de blessés, et la fièvre puerpérale dans les services de *femmes en couches*, qui ne sont guère, au point de vue théorique, que des blessées d'un genre particulièrement intéressant et digne de sollicitude. Dans un pays comme la France, où la natalité s'abaisse sans trêve, il faut avoir à cœur de conserver des femmes dont la vie est d'autant plus précieuse qu'elles ont déjà fait preuve de leur fécondité.

CHAPITRE IX

De tous côtés, les conseils d'hygiène et de salubrité attirent actuellement l'attention des pouvoirs publics sur l'importance des mesures sanitaires prescrites et la nécessité d'assurer leur exécution intégrale.

Le malade atteint de variole, de diphtérie, de fièvre typhoïde ou de toute maladie épidémique suspecte de contagiosité, doit être soumis à l'*isolement*, c'est-à-dire placé dans une chambre séparée, où, seules, pénétreront les personnes appelées à lui donner des soins. Si le malade ne peut être isolé, il sera transporté, obligatoirement, à l'hôpital, dans une de ces voitures particulières, que l'Administration a mises, depuis quelque temps, à la disposition gratuite du public, à Paris du moins.

L'obligation de ce transport « dans un établisse-

ment spécial » (comme le dit l'euphémisme admi-
nistratif), voilà la partie nouvelle de la législation
proposée : mais il ne sera pas toujours facile d'obtenir l'obéissance de la part des intéressés qui (à
tort ou à raison) ont une crainte souvent très grande
de l'hôpital, — quoique la bonne Administration
leur assure « que les chances de guérison y sont
plus grandes et que la transmission morbide n'y
est pas à redouter ». Entre nous, ces deux assertions
auraient peut-être besoin d'être étayées par quelque
chose de plus démonstratif que l'affirmation d'une
circulaire, si officielle qu'elle puisse être !

Il est bien certain que les mesures de précaution
contre les affections contagieuses, telles qu'elles
sont dictées par les doctrines du jour, sont d'une
application minutieuse et difficile, même dans les
milieux bourgeois et aisés. A plus forte raison sont-
elles, chez les pauvres, un beau rêve, que jamais la
réalité ne saurait transformer. Voulez-vous des
exemples de ces mesures? Pour la variole, les personnes appelées à donner des soins aux malades
devront être *revaccinées* ; se laver les mains au sulfate de cuivre, chaque fois qu'elles toucheront le
varioleux ou les linges qu'il souille ; se rincer la
bouche avec l'eau bouillie ; avoir des vêtements
spéciaux, qu'elles quitteront en sortant de la chambre
du malade ; ne jamais manger dans la chambre dudit
malade.

Quant au malade lui-même, son lit sera placé au

milieu de la chambre: les tapis, tentures et rideaux seront enlevés ; les linges, draps, couvertures, objets de toilette en contact avec le malade seront désinfectés avec la solution de sulfate de cuivre (pourquoi le sulfate de cuivre plutôt qu'un autre antiseptique ?); les habits, literies, couvertures seront désinfectés à l'étuve. Le malade ne devra sortir qu'après avoir pris plusieurs bains. Mais ce n'est pas encore tout. Le local habité par lui deviendra la proie des désinfecteurs spéciaux. Il aura le loisir, pendant ce temps-là, d'aller *ailleurs*.... s'il le peut.

Pour la fièvre typhoïde, dont la contagion est si rarement observée dans la pratique (parce que le germe de ladite contagion n'existe guère que dans les déjections et ne saurait pulluler que dans le tube digestif — et encore faut-il toujours invoquer l'indispensable *prédisposition !*) ; pour la fièvre typhoïde, il semble que le Conseil d'hygiène aurait pu se départir de la rigueur de ses mesures d'isolement et de désinfection. Point du tout. Il les a encore exagérées, si possible. Le pauvre typhoïque est considéré comme le lépreux du moyen âge : on ne doit ni l'embrasser, ni respirer son haleine, ni le toucher même, sans se laver les mains au sulfate de cuivre (toujours !) et recouvrir de collodion (c'est textuel, ô mes confrères !) les crevasses ou petites plaies que l'on peut avoir, soit aux mains, soit au visage.

C'est par des exagérations aussi notoires, que

l'on amène le véritable *isolement* de ceux qui souffrent et que l'on justifie l'égoïsme, déjà trop patent.
de l'être humain vis-à-vis de son semblable. Si la
plupart de ces prescriptions n'étaient pas destinées
à rester lettre morte, il est certain que les premières
de toutes les hygiènes (nous voulons dire *la morale
et la charité*) en recevraient de sérieuses atteintes.

Mais, diront nos lecteurs, les instructions du
Conseil d'hygiène n'ont pas été promulguées sans
raison et sans de longs prémisses scientifiques; elles
sont conformes aux données actuelles de la science
médicale? Assurément. Mais ne savez-vous pas que
la théorie et la pratique sont aussi éloignées, pour le
moins, que la possession et le désir?

D'abord, il n'est pas rationnel d'exiger d'un
typhoïque l'isolement ou l'hôpital, attendu qu'à
l'hôpital, ces sortes de malades ne sont nullement
isolés; l'absence d'isolement n'a, du reste, jamais
amené de contagion. Du moins, l'on n'en a guère
signalé, de ces cas de contagion hospitalière; et ils
devraient, pourtant, être innombrables, surtout à
l'époque (encore si peu éloignée) où l'antisepsie et
la propreté même n'existaient guère, dans nos hôpitaux, qu'à l'état de mythes ou de mirages trompeurs. Bref, nous croyons que le transport à l'hôpital, s'il est rendu obligatoire, constituera l'un de
ces attentats à la liberté souverainement nuisibles
à la cause que l'on veut défendre, c'est-à-dire aux
intérêts mêmes de l'hygiène et de la santé publique,

aux progrès de la science sanitaire, qui ne se décrètent point par l'autorité légale, mais par un traditionnalisme fait d'initiative privée et de bonne volonté réfléchie...

C'est l'histoire de la vaccination. Les intransigeants de l'hygiène recommencent campagne en faveur de l'obligation vaccinale, espérant qu'une loi déjà repoussée par des Chambres libérales aura chance d'être acceptée, aujourd'hui, par un parlement plus jacobin. S'inspirant des idées libertaires qui animent tous les partisans de l'hygiène par la persuasion, M. Le Fort n'a pas eu de peine à démontrer, cependant, que la vaccination obligatoire serait une grave atteinte portée à la liberté individuelle.

Nul ne peut se flatter de connaître le mode intime d'action d'un virus, tel que le vaccin, dans l'organisme. Que ce virus préserve de la variole, nous l'admettons. Mais on l'accuse de prédisposer, en revanche, à la fièvre typhoïde, au cancer. Un savant médecin de Bordeaux a essayé dernièrement de démontrer que c'est à la découverte de Jenner que nous devons l'énorme mortalité que prélève la phtisie sur le monde civilisé. En Angleterre, les enquêtes scientifiques récemment prescrites sont loin d'être favorables aux opérations vaccinales.

Dans ces conditions, ne forcez personne à l'inoculation d'un virus : car la liberté individuelle est, ici, au-dessus de toute contrainte doctrinale officielle. Ne forcez pas, par d'imprudentes mesures, les partisans dévoués de l'hygiène facultative à devenir les irréconciliables adversaires d'une science sanitaire obligatoire! Comme toutes les églises, l'église médicale doit vivre, en pays vraiment démocratique, séparée de l'Etat. Les théories doivent, avec mesure, s'incliner devant les nécessités de la vie sociale. Ce sont les mœurs et l'instruction qui créeront l'hygiène publique; ce ne seront jamais les règlements de police ni le bras séculier.

CHAPITRE X

SUR LA VACCINATION

Le lecteur sait déjà que nous sommes absolument contre l'obligatoriété légale de la vaccine, et que nous réclamons, avec la vaccination et la revaccination, l'abolition de toute contrainte législative ou administrative à ce sujet. La reconnaissance d'une Eglise scientifique officielle est, pensons-nous, tout aussi nuisible à la paix sociale que celle d'une doctrine religieuse d'Etat. C'est du *bill* de la vaccine obligatoire qu'a surgi la puissante Ligue antivaccinale anglaise, sous l'impulsion de W. Tebb et de madame la duchesse de Noailles.

Il suffit, selon nous, qu'il y ait quelque chose à dire contre l'innocuité de la vaccine, pour faire repousser l'obligation de cette pratique. Or, sans nous faire l'écho trop facile des exagérations auxquelles se livrent les adversaires du vaccin, nous ne pouvons pas ne pas reconnaître les dangers de certaines pratiques vaccinales. Dernièrement encore, M. le docteur Hervieux rapportait à l'Académie de médecine cinq observations de syphilis survenues, à Paris, à la suite de vaccinations avec du vaccin humain choisi et inoculé par l'Académie elle-même !

Ce sont les faits de cette nature qui ont, malgré les oppositions officielles, jeté, peu à peu, le discrédit sur la vaccination humaine de bras à bras. La faveur médicale est maintenant acquise à la vaccination animale, et ce progrès est dû, pour une large part, à la Société française d'hygiène et aux travaux si remarquables de M. Chambon, qui dirige, depuis longtemps, à Paris, un institut modèle pour la culture ininterrompue du vaccin de génisse. Cet établissement qui, nous le répétons, est un modèle dans son genre, fonctionne aujourd'hui, agrandi, avec la collaboration de notre savant confrère le docteur Saint-Yves-Ménard, très compétent dans les questions de pathologie comparée. La récolte, sur la vache ou sur le cheval, du *cow-pox* ou du *horse-pox* primitifs, le choix des vaccinifères, leur alimentation, leur surveillance, leur préparation, en un mot, y sont l'objet des soins les plus attentifs et, — disons-le, — les plus indispensables, pour obtenir d'heureux résultats. En 1890, 311 génisses de M. Chambon ont servi à opérer 25,000 vaccinations et plus de 100,000 revaccinations. Cet établissement existe depuis 1863...

Dans un livre qui a obtenu un certain succès, le docteur A. Layet, professeur à la faculté de médecine de Bordeaux, a placé en pleine lumière tous les avantages de la vaccination. La bénignité et l'activité virulente de l'inoculation préservatrice au moyen de la génisse ne semblent plus maintenant faire aucun doute : dans quelques années, la vaccine *jennérienne*, c'est-à-dire transmise d'homme à homme, aura cessé, croyons-nous, d'exister. Disons en passant que ce n'est point Jenner qui est le véritable auteur de la découverte du vaccin. Nous lisons, en effet, dans la *Gazette de Santé* du 5 mars 1822 : « C'est en France, en 1781, que cette éruption fut étudiée par le ministre protestant Rabaut-Pommier, en présence d'un médecin anglais qui communiqua cette découverte au docteur Jenner. » Après nous, cette fois, messieurs les Anglais !

Le vaccin animal met à l'abri de la transmission des maladies humaines. Mais les préparations ou *conserves* vaccinales, destinées à être transportées à distance, ne donnent point, comme sécurité de réussite et d'innocuité, les heureux résultats de l'opération directement pratiquée de l'animal à l'homme. On a même cité des faits d'infection putride mortelle, dus à l'inoculation de ces produits altérés. Ne mettons pas de semblables armes aux mains des ennemis de la vaccine : inoculons toujours, quand la chose est possible, *de pis à bras*, en prenant les précautions les plus minutieuses de propreté, avant et après l'opération.

Chacun sait la diminution énorme subie par la mortalité variolique au dix-neuvième siècle, et la bénignité actuelle de cette fièvre éruptive, qui était le plus grand fléau du siècle dernier. Les antivaccinateurs nous expliquent ces changements en disant que, depuis Jenner, on a abandonné l'inoculation de la variole qui, sous prétexte de préservation, était la cause unique de l'infinie diffusion du mal. Outre qu'il est bien difficile d'admettre que l'inoculation ait pu répandre partout l'épidémie, sans que des observateurs, de la valeur de Voltaire et des encyclopédistes, aient eu vent de cette action néfaste, et abandonné aussitôt une pratique dont ils se montrèrent les propagateurs passionnés, — comment les anti-vaccinateurs expliqueront-ils les faits suivants, autrement que par l'efficacité vaccinale? En 1870-71, l'armée allemande, dont tous les soldats sont revaccinés, perd trois cents hommes seulement de la variole, pendant que la variole nous en tue vingt-cinq mille.

Le varioleux que l'on vaccine pendant l'invasion de leur fièvre ne succombent que très rarement à la maladie. Huit Esquimaux arrivent non vaccinés au Jardin d'acclimatation : tous succombent à la variole noire. Depuis cette époque, M. Geoffroy Saint-Hilaire, ayant eu soin de vacciner toutes ses exhibitions exotiques, n'a plus eu à déplorer aucun décès

variolique. Il y a abondance de preuves de cette nature, capables de faire entrer plus facilement la foi
dans les esprits que ne le fera jamais l'obligation légale. Réservons, si vous le voulez, cette obligation
pour l'époque où la vaccine ne rencontrera plus aucun adversaire scientifique de bonne foi. Alors, elle
n'aura pas plus de raison d'être imposée que le
baptême : le médecin des naissances aura pour mission de la pratiquer sur la génisse municipale, et
les établissements vaccinogènes sortiront de dessous
terre, pour prévenir et atténuer ce qui subsistera de
l'antique virulence variolique.

CHAPITRE XI

L'histoire nous montre que les peuples les plus forts ont été ceux dont la sollicitude pour l'enfance fut la plus grande. Serait-ce donc un signe d'invigoration pour notre race et de régénération pour le peuple français, que la multiplication des institutions protectrices du premier âge, ainsi que des publications relatives à l'hygiène et à la médecine infantiles? Nous le croyons fermement, pour notre part. Combien de progrès ont été réalisés, depuis cent années seulement, sur le terrain de l'éducation du premier âge! Il y a un siècle, le maillot et la la bouillie tuaient plus d'enfants que toutes les maladies coalisées. Les préjugés les plus idiots s'ingéniaient, par tous les points, à torturer la vérité et à contrecarrer la nature.

Nous sommes revenus heureusement aujourd'hui

à de plus saines traditions éducatives. L'instruction populaire se chargera bien de les répandre partout ; et cela d'autant plus sûrement que nous possédons maintenant, grâce à la loi Roussel, une inspection rationnelle des enfants du premier âge. Bien qu'un peu platonique (faute du nerf de la guerre), la loi Roussel restera peut-être l'un des plus beaux titres de gloire de notre troisième République.

Nous avons encore beaucoup à faire, toutefois, pour nous élever au premier rang en matière d'hygiène infantile. Souvenons-nous, en effet, que, sur 100 enfants, 83 en Norvège, 74 en Angleterre, 71 en France, arrivent à l'âge de cinq ans. Il importe beaucoup d'élever ce chiffre, si nous considérons surtout la faiblesse navrante de la natalité française et l'intérêt précieux qui en résulte pour nous, de conserver avec soin toutes les existences venues à la lumière.

Quelles sont les principales maladies qui assiègent le plus communément l'âge de l'enfance ? Celles de l'abdomen (diarrhée cholériforme) figurent parmi les plus meurtrières. Les influences *a frigore* sont, ensuite, très importantes au point de vue morbifique : le coryza, le croup, la fluxion de poitrine revêtent, dans le premier âge, une gravité toute spéciale. Enfin, le petit être est voué à toute une série d'accidents, dits *d'évolution*, liés à la dentition et à la croissance. L'amaigrissement, les convulsions, la fièvre, les vomissements, l'insomnie, etc., sont loin d'être rares chez les enfants qui font des dents.

Toute hospitalisation infantile est, par elle-même, mauvaise ; nous l'avons, tout à l'heure, prouvé. « Les meilleurs hôpitaux d'enfants sont des cimetières », a dit Michelet.

C'est que le rôle des mères, dans les maladies de l'enfance, est au moins égal, s'il n'est supérieur, à celui du médecin. Cela ne veut pas dire qu'il soit inutile ou indifférent de choisir ce dernier avec attention. La médecine infantile ne s'improvise point. Mais la mère doit, à toute heure, soigneusement observer son enfant, afin de pouvoir, si elle constate quelque indisposition dans sa santé, arrêter hardiment le mal dans son principe.

Lorsque les médicaments deviennent indispensables, il est nécessaire que l'enfant les ingère, de gré ou de force. S'il s'agit d'une potion, il faut verser la dose dans une timbale : présentée à la cuiller, elle est ordinairement repoussée par le petit malade. Mais il arrive souvent que, sans recourir aux agents médicamenteux, on triomphe, par la seule rigueur d'une hygiène sagement appliquée, d'un assez grand nombre de maladies infantiles. C'est ainsi que le *docteur Diète*, comme l'appellent les Anglais, a le plus souvent raison des indispositions par écarts de régime, des diarrhées et vomissements causés par indigestion. C'est surtout pendant la période de la convalescence qu'il faudra traiter l'estomac avec ménagement et ne pas imposer au tube digestif un travail qu'il n'est pas capable de mener à bonne fin :

le lait de vache ou mieux d'ânesse, l'œuf à la coque frais, les poissons légers, le *beef tea* et le jus de viande, le blanc de poulet et la noix de côtelette hachés en menus morceaux, le pain bien cuit, les panades, la laitue et l'épinard cuits constitueront, par exemple, le menu alimentaire d'un enfant au-dessus de deux ans qui relèvera de grave maladie. Comme boissons, on lui donnera un peu de bon vin ou de bonne bière de malt, convenablement étendus avec une eau minérale légère et digestive.

Une remarque importante à noter, au point de vue du pronostic, a été faite par Trousseau dans les maladies infantiles. Lorsqu'un enfant pleure, sa maladie n'est ordinairement pas grave. Elle est grave, surtout, lorsqu'il ne pleure pas. Combien de fois nos confrères et amis et nous avons-nous pu vérifier l'exactitude absolue de ces deux théorèmes cliniques !

*
* *

Pour préserver l'enfance des maladies *a frigore*, qui sont parmi ses plus cruelles ennemies, rien ne vaut la méthode d'endurcissement préconisée par Locke et par tous les pédagogues un peu clairvoyants. Habituer, de bonne heure, au grand air, au soleil, à l'eau froide, aux variations de température, et même aux accidents, le petit être qui a soif de vie et de mouvement : voilà la seule méthode pour fortifier et viriliser une constitution débile, chasser le lym-

phatisme et déraciner de l'économie les germes diathésiques et les ferments d'hérédité nerveuse, auxquels l'immobilisme sert de fumier fertilisant.
Souvenons-nous du mot de Laënnec : « L'enfant a
plus besoin de respirer que l'adulte. »

Le lymphatisme, cet apanage habituel de l'enfance, est une sorte de constituante morbide, qui
suspend, sur la tête fragile de l'enfant, ces terribles
monstres médicaux que l'on appelle la scrofule et la
phtisie. Eh bien ! au grand air et au soleil, on verra
se fondre et se transformer, peu à peu, des chairs
bouffies et molles, infiltrées de globules blancs, et
qui paraissaient parfaitement incapables de s'ériger
en tissus dignes de ce nom. C'est que la fleur humaine s'embellit, s'assagit et s'assainit surtout par
l'action vivifiante d'une atmosphère pure et renouvelée. La vie active ne se borne point, du reste, à
transformer en globules rouges les globules blancs ;
elle substitue le développement des masses musculaires à la prédominance nuisible du système nerveux. Car l'enfant est, vous ne l'ignorez pas, un vrai
paquet de nerfs, et le jouet vibrant de toutes les im-
pressions sensitives. L'illustre anatomiste Bichat ne
remarque-t-il point que, pour bien faire valoir les
plexus nerveux, un prosecteur habile choisit toujours un cadavre d'enfant ?

CHAPITRE XII

LA COQUELUCHE

Très grave chez les enfants de moins de deux ans
(surtout lorsqu'ils sont affaiblis par une cause anté-
rieure quelconque), la coqueluche, par sa contagiosité, nécessite, autant que possible, *l'isolement du
malade*, qui propage autour de lui, dans les écoles,
crèches, voitures publiques, promenades, squares,
etc., les germes morbides, et les communique aux
enfants sains qui se trouvent en contact avec sa personne.

La transmissibilité de la coqueluche était connue
déjà des anciens médecins ; Rostan et Dugès y insis-
tèrent spécialement. On ignore encore, cependant,
la manière exacte dont elle se transmet. Les Allemands, persuadés que le microbe est dans les fosses
nasales, préconisèrent, dernièrement, pour le combattre, des insufflations antiseptiques de poudres
de quinine, benjoin, salicylate de bismuth, etc., —
mais sans aucun résultat plausible. Le mode de con-

tagion est, d'ailleurs, tellement *subtil*, que certains auteurs ont cru ne pouvoir l'expliquer que par l'imitation nerveuse.

Les neuf dixièmes des sujets atteints par la coqueluche ont moins de cinq ans, et presque tous les autres moins de dix ans. Cette toux convulsive et spasmodique coïncide souvent avec les épidémies de grippe : on en fait, généralement, remonter l'apparition en France à 1578 ; mais il est fort probable qu'un grand nombre de *catarrhes épidémiques*, décrits comme ressortissant à la grippe ou à l'influenza, doivent être, historiquement, classés au dossier coqueluche.

Quoi qu'il en soit, voilà encore une de ces maladies qui faisaient dire à Forget : « — J'ai trop vu de spécifiques pour y croire ; — et à Trousseau : « Quand donc finirons-nous de vaincre à la Pyrrhus ? » Il est certain que l'on a préconisé et que, chaque jour, on préconise des milliers de médicaments anti-coquelucheux, sans aucun résultat appréciable ; combien en voit-on échouer, de ces remèdes soi-disant héroïques !...

Les médicaments les plus nouveaux sont : la cocaïne, qui est loin d'avoir l'activité antispasmodique des bromures, et surtout de la belladone, vantée, avec raison, depuis Hufeland ; la résorcine et la fameuse antipyrine, qui sont bien loin de valoir la quinine. En potions à l'intérieur, ou en pulvérisations dans la gorge, à l'aide du pulvérisateur à la

vapeur, l'acide phénique a donné quelques succès.
C'est par lui, du reste, qu'agit l'inhalation dans les
usines à gaz, cette médication dont la popularité a
survécu à toutes les attaques.

L'usine à gaz agit évidemment aussi par le déplacement et le changement d'air. Depuis longtemps,
en effet, on a remarqué que les promenades journa-
nalières, le transport à la campagne (et même le
simple changement de quartier) amélioraient notablement la toux de la coqueluche. Dans le but de
baigner les bronches en un courant d'air renouvelé,
Blache recommandait le jeu de l'escarpolette et
l'appliquait, avec succès, sur ses propres enfants.
De nos jours, les médecins allemands signalent les
bons résultats du fréquent *changement de chambre*,
surtout lorsqu'on désinfecte, à l'acide phénique, le
local délaissé par l'enfant, et qu'il doit reprendre
bientôt.

Nous recommandons volontiers de couvrir le
coquelucheux de flanelle ; de le frictionner, trois
fois par jour, avec un mélange de térébène, d'essence de thym et de lavande ; de lui donner une
nourriture très légère, répartie en de fréquents
repas, de manière à diminuer les vomissements.
Rappelons enfin que la vaccination (surtout si le
petit malade ne l'a point encore subie) est susceptible d'une influence révulsive générale des plus
efficaces. L'observation n'est pas d'hier : elle date
d'Edward Jenner, de même que les prescriptions

relatives à l'isolement ont été inaugurées par Josef Frank, un illustre écrivain médical du siècle dernier, auquel nos contemporains empruntent beau‑coup, mais sans le dire...

*
* *

Tous les deux ou trois jours, chez le coquelucheux, le matin à jeun, on débarrassera la poitrine des mucosités qui l'encombrent, en administrant des doses, variables selon l'âge, de sirop ou de poudre d'ipéca. Pendant la nuit, on évaporera dans la chambre un mélange d'essence de pin, de teinture de myrrhe et de teinture de lavande. Quant aux médicaments qui agiront le mieux contre l'élément spasmodique ou convulsif de la maladie, ce sont, incontestablement, les bromures et les préparations belladonées, que l'on réunira, très facilement, dans une potion magistrale.

Nous recommandons aussi aux coquelucheux l'infusion de café additionnée de kirsch vieux et naturel : cette délicieuse potion stimule agréablement les malades déprimés par les quintes incessantes et les vomissements répétés, en même temps qu'elle relève leur confiance morale vis-à-vis du médecin. En présence d'un enfant surtout, Esculape a le droit et même le devoir de cacher ses serpents sous des fleurs et de se souvenir que la médication la plus agréable n'est pas toujours la moins utile.

La science médicale étant actuellement la proie

des doctrines parasitaires, on a voulu voir (nous l'avons déjà dit) dans la coqueluche une affection microbienne. Mais l'expérience démontre qu'elle n'est qu'une névrose greffée sur une bronchite, et que les agents antispasmodiques sont aussi puissants, contre elle, que les antiseptiques internes se montrent infidèles; ils ajoutent même souvent à la maladie un élément d'irritation gastrique dangereux, lorsqu'ils ne sont pas maniés avec la plus extrême prudence.

D'ailleurs, la coqueluche est une affection aussi sournoise dans sa marche que rebelle aux traitements les plus rationnels dirigés contre elle. La meilleure manière de la guérir rapidement et d'éviter, en tout cas, les graves complications qu'elle déchaîne (on sait que la phtisie n'est pas une des plus rares) consiste — lorsque la chose est possible, dans le déplacement au grand air. C'est pour cela qu'en hiver, le séjour des stations climatériques rend des services si précieux. Il empêche la coqueluche de devenir ce que l'avait définie Morton, *vestibulum tabis*, l'antichambre de la tuberculose !

CHAPITRE XIII

LA ROUGEOLE

Une épidémie, coïncidant fréquemment avec la coqueluche, c'est la rougeole, qui exige, pour se développer, une *constitution médicale* météorique analogue (les anciens la dénommaient *morbilleuse*, du nom latin qui signifie rougeole). Les épidémies de rougeole commencent ordinairement en janvier et février, pour augmenter pendant le printemps, saison traîtresse, s'il en fut, surtout dans nos pays tempérés :

> Notre ciel est pleureur, et le printemps de France,
> Frileux comme l'hiver, s'asseoit près des tisons !

La rougeole décime littéralement, à certaines époques, la population infantile, et cette mortalité élevée tient, pour une grande part, à ce que les enfants *sortent trop tôt*. Non seulement ils transmettent, ainsi, la maladie, mais ils contractent des bronchites graves (capillaires) et des pneumonies, auxquelles les voies respiratoires sont étrangement exposées, chez les rubéoliques, même lorsqu'ils ont souffert d'une forme très bénigne, ayant cédé au plus simple des traitements.

On avait cru, il y a quelque temps, que la mortalité de la rougeole, dans les hôpitaux d'enfants, s'atténuerait par la création de services d'isolement. C'est encore une illusion, hélas ! à remiser. Au contraire, la malignité du mal et ses complications les plus graves ont semblé s'accroître, dans les salles d'isolement, par la concentration même des rubéoleux. Mais l'avenir prophylactique appartient, à coup sûr, à la désinfection, à l'antisepsie, à la propreté rigoureuses.

Un hôpital d'enfants devrait toujours être isolé des agglomérations et fonctionner sur le modèle d'un véritable lazaret. Sans des précautions infinies, comment pouvez-vous éviter la transmission des germes de la rougeole, si subtilement contagieuse par les personnes, les locaux, les habits, et contagieuse dès le début, puisque les premières larmes, le premier *mucus* éternué par le rubéolique, sont d'actifs éléments de transmission de la maladie?...

Toutefois, pour la rougeole, ce sont moins les hôpitaux qu'il faut incriminer que les écoles. C'est à la multiplication excessive des écoles que notre capitale doit ce résultat brutal que, toute proportion de population étant gardée, la rougeole fait, aujourd'hui, trois fois plus de victimes qu'il y a vingt ans ; soit une quarantaine de décès, en moyenne, par semaine. Vous voyez, en passant, ce qu'il faut penser du préjugé d'après lequel la rougeole serait une maladie bénigne !...

Dans le traitement de la rougeole, comme de toute maladie infecto-contagieuse, il n'est plus de mise, aujourd'hui, d'écouter Borsieri, voulant que tout fût laissé à la nature. Il faut nourrir et stimuler l'enfant avec du bouillon, des œufs, du lait, des potions légèrement alcooliques ; ne pas l'étouffer sous des couvertures trop chaudes ; donner de l'air à ses poumons par une saine ventilation de la chambre, et faciliter, par quelques lotions vinaigrées tièdes, rapidement pratiquées, la sortie régulière et facile de l'éruption par la peau. Il faut aussi, pour éviter les complications du côté des yeux, soustraire le petit malade à toute lumière un peu vive.

Une chose nous étonne, dans l'histoire médicale de la rougeole. C'est qu'à notre époque d'expériences à outrance sur les bacilles et les microbes, un émule de Jenner (ou d'Auzias Turenne !) ne poursuive pas les tentatives d'inoculation qui réussirent, autrefois, si bien, à Willan, à Munro et à Kotona. La rougeole n'est point (comme on dit en argot politique) *quantité négligeable ;* et celui qui trouverait, contre elle, un moyen préservatif direct , épargnerait au groupe infantile (si précieux, en notre malthusienne patrie !) l'un de ses plus lourds tributs obituaires (1).

(1) Pour détails sur la *Rougeole* et sur les épidémies communes, consulter notre manuel *Les maladies épidémiques*. (Bibl. utile.)

CHAPITRE XIV

LA DIPHTÉRIE

La découverte du bacille spécial à cette maladie, due à deux savants allemands, Klebs et Lœffler), n'a point encore, en réalité, droit de domicile dans la science micrographique : le bacille, — puisque bacille il y a, — ne paraît pas du tout caractéristique de la maladie. C'est le cas pour une foule d'organismes infiniment petits, découverts dans ces dernières années : à part deux ou trois, il n'en existe guère de spécifiques ; et la bactériologie, qui affichait la prétention de révolutionner les théories médicales, est encore aussi loin de la précision scientifique que le sont les doctrines les plus animistes de la vieille médecine !

On sait que la diphtérie est un mal qui tend à la formation de fausses membranes dans la gorge (*angine couenneuse*) ou dans les voies respiratoires (*croup*). En 1845, Paris ignorait l'existence de cette maladie, originaire d'Orient et qui est décrite dans les livres sacrés de l'Inde, les plus vieux monuments de l'esprit humain... Comment la maladie nouvelle se propagea-t-elle ? Comment cette rareté pathologique subit-elle une extension assez considérable pour être devenue, aujourd'hui, le plus odieux fléau de l'enfance, le plus grand cauchemar des mères,

> Le croup, monstre hideux, épervier des ténèbres !

Depuis une douzaine d'années, la diphtérie a encore doublé sa mortalité, non seulement à Paris et en France, mais encore dans la plupart des grandes villes d'Europe. Elle sévit surtout sur les enfants de trois à huit ans, habitant les taudis insalubres des quartiers ouvriers.

Une opinion qui s'accrédite enfin de jour en jour est que les animaux domestiques, et les volailles principalement, pourraient bien être, pour la diphtérie, des agents sérieux de propagation morbide. Cette opinion doit nous faire conclure à de sérieuses mesures préventives contre la contagion.

C'est surtout dans les agglomérations suburbaines, plus encore que dans les campagnes, qu'il serait important d'empêcher les fumiers et les basses-cours d'ensemencer les ferments morbides et de propager la diphtérie. Il sera bon aussi de mettre en garde contre la pratique malpropre *du gavage de bouche à bouche* les éleveurs d'oies, de poulets et de pigeons.

On sait qu'une maladie, analogue à l'angine couenneuse, existe dans plusieurs espèces et principalement chez les volailles. Les épizooties diphtériques atteignent également les animaux jeunes; elles coïncident, fréquemment, avec une recrudescence de la diphtérie humaine ; les inoculations et les recherches microscopiques viennent, d'ailleurs, à l'appui de cette communauté d'origine, sur laquelle insistaient récemment encore les docteurs Delthil et Saint - Yves - Médard , à propos de l'épizootie du Jardin d'acclimatation. Ainsi s'expliquerait la fréquence de ces épidémies si meurtrières, observées dant les campagnes, en Sologne et ailleurs, sans importation humaine préalable. Il ne faut pas croire, toutefois, que la *pépie* des poulets et des pigeons soit constamment diphtéritique : elle l'est parfois, mais non toujours...

L'origine animale de la maladie doit avoir pour conséquence de faire suspecter les fumiers de basse-cour, les gadoues et les poulaillers ou pigeonniers mal entretenus. On peut aisément faire disparaître, par une prophylaxie bien entendue, ces causes, puissantes peut-être, de contagiosité épidémique. En y ajoutant la désinfection des locaux habités par les malades et l'épuration des objets ayant servi à leur usage ; en séparant, le plus possible, les sujets infectés et en éloignant, immédiatement, de leur contact, toutes les personnes qui ne concourent pas au traitement, on obtiendra assurément de grandes diminutions dans la statistique obituaire du croup et de l'angine couenneuse. Les instructions officielles recommandent de désinfecter les locaux par l'acide sulfureux résultant de la combustion du soufre. Cette méthode a de nombreux inconvénients et pourra être remplacée, dans l'avenir (après expériences concluantes), par les vaporisations antiseptiques et stérilisantes du docteur Delthil, qui ont toujours procuré, d'après ce praticien, une immunité complète.

On sait, d'ailleurs, que le traitement préconisé par notre savant confrère consiste à developper, autour du malade, une atmosphère antiseptique destinée, à la fois, à le guérir et à préserver son entourage des atteintes de la contagion. Pour cela, on fait évaporer, dans la chambre hermétiquement fermée, deux litres environ d'essence de térébenthine brute, versée dans des vases très larges, hors de la portée du feu. On renouvelle le liquide tous les jours, de manière à entretenir ainsi une volatilisation constante qui sature d'hydro-carbures l'atmosphère du malade. On entretient dans la pièce, pour faciliter cette évaporation, une température de 19 à 22 degrés. On administre, à l'intérieur, des toniques et des stimulants (notamment la quinine et l'acétate d'ammoniaque), ainsi que des vomitifs, pour faciliter l'expectoration des fausses membranes. A ce traitement général, il importe d'ajouter des attouchements légers, mais fréquents, de la gorge, avec l'essence de térébenthine et des irrigations à l'eau de chaux médicinale.

Dans le cas de croup, il faut obtenir une atmosphère encore plus énergiquement hydrocarburée. Pour cela, on allume, au milieu de la pièce, un mélange de goudron de gaz et d'essence de térébenthine : cette fumigation de carbures, benzines et poussières de charbon est, paraît-il, fort bien supportée par les patients et n'a d'autre inconvénient que l'enduit résineux dont elle recouvre le malade et ses assistants. A l'aide de cette méthode, notre estimé confrère Delthil et ses élèves ont obtenu 94 succès sur 100, dans une maladie dont la mortalité générale dépasse encore, en France, 66 pour 100. On voit, par conséquent, qu'une semblable méthode méritait bien d'être connue et vulgarisée dans le grand public. Si l'on songe, en effet, à la marche envahissante de la diphtérie au dix-neuvième siècle et à son développement constamment croissant, on devra ranger parmi les bienfaiteurs les plus indiscutables de l'humanité ceux qui réussissent à combattre, face à face, ce lâche et sournois ennemi des pères et des mères.

*
* *

Nous voulons aussi signaler ici une excellente méthode de traitement, également due à un praticien, le docteur P. Morot (du Bignon-Mirabeau), qui a longtemps exercé dans des pays à croup. Bien avant les récentes expériences des bactériologues, notre distingué collègue de la Société française d'hygiène avait déjà reconnu et écrit que la production de la fausse membrane trouve, dans l'état congestif préexistant de la gorge et du larynx, « un terrain propre à sa germination et à sa pullulation. »

Mais le docteur Morot a fait, en outre, une précieuse remarque. Constamment le foie, et parfois la rate et les reins, sont, dans les cas de diphtérie, le siège d'une augmentation de volume, due à de la congestion chronique. Cet état particulier des viscères serait la véritable cause prédisposante de la diphtérie, — le milieu organique propice à l'éclosion de cette odieuse maladie. Il est certain que nous pouvons, tous les jours, constater que la diphtérie et le croup frappent, habituellement, des sujets dont la santé a été, préalablement, compromise par une perversion de longue date survenue dans les fonctions du tube digestif et de ses annexes.

Notre confrère s'attaque donc à la cause, et inaugure la médication anti-croupale par des cautérisations fréquentes, faites au niveau du foie, à l'aide d'un petit bâton imbibé d'acide nitrique.

Les résultats de ce mode de traitement sont prompts et efficaces ; la respiration se désobstrue, la tuméfaction du cou disparaît, et les fausses membranes cessent de se produire dans la gorge, ainsi décon_gestionnée par la plus étrange des révulsions...

Ce traitement n'empêche naturellement pas les

médications directement appliquées au mal. Les irrigations pharyngiennes antiseptiques et les insufflations de poudres légèrement astringentes en feront les frais. Soucieux de ne pas reproduire la congestion viscérale favorable à la repullulation diphtérique (et d'accord, en cela, du reste, avec sa théorie), le docteur Morot proscrit aux diphtéritiques une alimentation légère, l'abstinence de l'alcool pur, les vins généreux, le café, et l'usage intermittent des lavements et des vomitifs propres à désobstruer l'engorgement du système veineux abdominal...

*
* *

C'est pour la diphtérie surtout qu'on doit émettre le vœu de l'obligation prochaine des mesures d'isolement et de désinfection, sous la direction d'un personnel médical assermenté pour les maladies contagieuses (de même qu'il en existe un pour constater l'état civil des naissances et des décès).

Une semblable organisation fonctionnerait plus aisément encore, dans notre pays, qu'en Angleterre et aux États-Unis, où la liberté individuelle est poussée jusqu'au dogme, et où les inspecteurs sanitaires rendent pourtant les plus utiles services. Tout malade contagieux constitue un danger social : l'inspection des logements insalubres restera donc une institution illusoire et ridicule, tant qu'elle n'aura pas pour but primordial d'éloigner cette insalubrité par excellence qu'est la contagion morbide.

Cette remarque s'applique surtout au croup, parce que (sans connaître encore exactement sa pathogénie microbienne) on est fixé sur le caractère remarquablement tenace du contage de cette maladie.

Mais le plus grave danger réside, pour les villes, dans la présence, *intra muros*, des hôpitaux d'enfants. Ces établissements irradient autour d'eux (ainsi que la statistique le prouve) les germes morbides les plus actifs. Les enfants qui en sortent deviennent les véhicules des affections contagieuses. Ceux qui pénètrent dans ces enfers y meurent, non de la maladie pour laquelle ils entrent, mais de la maladie qu'ils y contractent.

CHAPITRE XV

LA DIARRHÉE INFANTILE

Tout enfant est un petit Gargantua, dont la philosophie, comme la pathologie, est entièrement renfermée dans l'abdomen. La fragilité de l'appareil digestif du nouveau-né est proverbiale : un rien suffit pour troubler ses fonctions et déranger son mécanisme. Mais, parmi les diverses affections, qui assaillent communément la première enfance, aucune ne présente plus de gravité que celle qui règne régulièrement, d'une manière épidémique, sur notre capitale, pendant les mois d'été et frappe mortellement tant d'innocentes victimes.

La diarrhée estivale (que l'on a improprement désignée sous les noms de choléra infantile et d'athrepsie) sévit dans la plupart des grandes villes, épidémiquement, durant les chaleurs ; mais elle existe toute l'année sous forme sporadique. Ettmüller appelle le ventre *valetudinarium infantile*, et Harris affirme, à bon droit, qu'il est le cheval de Troie d'où sort la pluralité des affections infantiles.

Le mal frappe surtout les faubourgs, où règnent le paupérisme et la misère sociale, les garnis ouvriers et cités populeuses tristement célèbres et renfermant de nombreuses industries insalubres. C'est là le véritable milieu d'élection du choléra infantile : épargnant, à Paris, les arrondissements du centre, il tue, en deux ou trois jours, parfois même en vingt-quatre heures, les enfants des pauvres, mal nourris, mal soignés, porteurs déjà, pour la plupart, de troubles intestinaux dus à la misère, à la malpropreté et surtout à l'alimentation défectueuse.

Le mal est assez analogue au choléra, par la nature et l'abondance des garde-robes et des vomissements, ainsi que par les symptômes généraux de collapsus et de cadavérisation, si prompts à s'établir dans cette grave affection, dont la marche est essentiellement rapide. Les mères doivent savoir qu'un enfant qui a plus de trois à cinq selles dans le cours d'une journée a l'intestin malade, excepté, toutefois, durant le travail de la dentition, qui entraîne ordinairement avec lui un peu de diarrhée, sorte de *salivation intestinale*, réflexe et dérivative. Dès qu'il y a exagération dans les évacuations alvines, avec ou sans vomissements, il faudra ajouter au lait une petite quantité d'eau de gomme, prescrire deux à trois cuillerées à café par jour d'eau de chaux médicinale, et administrer au bébé un lavement avec l'infusion tiède de camomille additionnée d'une cuillerée à dessert d'amidon cru et délayé.

L'influence néfaste de la chaleur s'exerce, sur le frêle organisme de l'enfant, en énervant sa résistance vitale, et surtout en favorisant les refroidissements. L'axiome de Ferdinand de Lesseps : « Ce qu'il y a le plus à craindre dans les pays chauds, c'est le froid », s'applique aussi bien à la saison d'été qu'au climat tropical. Mais c'est principalement le biberon, ce bouc émissaire de tous les hygiénistes, que nous devons, à bon droit, incriminer ici... Plus des trois quarts des enfants qui succombent à la diarrhée estivale, sont des victimes de l'allaitement artificiel, si désastreux dans les grandes villes qu'on a pu le surnommer « un infanticide par préméditation. » Le lait mouillé et adultéré, vendu 20 centimes le litre dans les crémeries ouvrières, est un liquide malsain, indigeste, purgatif pour les entrailles les plus robustes ; jugez de l'effet qu'il peut produire sur le fragile et irritable intestin d'un nouveau-né! Vous comprenez maintenant pourquoi les enfants élevés exclusivement au sein ne meurent presque jamais du choléra infantile, ainsi que les minutieuses enquêtes de la statistique le montrent avec éloquence !

L'alimentation prématurée et hors de proportion avec le degré de résistance des organes digestifs est également un puissant facteur du choléra infantile.

Depuis cinquante ans, tous ceux de nos confrères qui ont une langue et qui tiennent une plume mettent en garde les éducateurs de l'enfance contre les graves dangers d'une nourriture précoce. Depuis longtemps, Galien n'a-t-il pas émis cet aphorisme, qui sera éternellement vrai : *Puellus, quoad primas dentes emiserit, solo lacte alendus ?* Il n'en est pas moins vrai que, tous les jours, nous voyons des parents, qui se croient intelligents et instruits, soumettre de pauvres bébés à une alimentation solide, — et tout fiers, hélas! de pouvoir dire : « C'est un petit homme : il mange comme nous! » Le petit homme ne tardera guère à aller, sous la terre, manger les racines des pissenlits...

Sous l'influence de la chaleur et surtout des orages, le lait s'altère avec la plus grande rapidité. C'est pour cela qu'avant la récente interdiction du Conseil de salubrité de la Seine, les marchands l'additionnaient d'un sel conservateur, le bicarbonate de soude, qui forme avec l'acide lactique un lactate de soude très purgatif. Le Laboratoire municipal a déjà réalisé des miracles pour l'amélioration du lait parisien : mais il reste encore, à l'administration débordée, bien des mesures à prendre pour entraver le commerce de ce liquide, falsifié par tant d'intermédiaires. Quoi qu'il en soit, et en attendant des réformes plus radicales concernant la vente du lait (nous devrions bien imiter, à cet égard, ce qui se passe en Angleterre et en Scandinavie), le conseil d'hygiène recommande aux mères de ne jamais sevrer leurs enfants pendant la période des chaleurs, et de leur donner le sein aussi longtemps que cela leur sera possible. Si l'usage du biberon ne peut être évité, il faut soigneusement nettoyer cet ustensile à l'eau bouillante, avant de le remplir de lait et de le faire téter à l'enfant. Il faut éviter l'usage des biberons munis d'un long tube de caoutchouc ; ne faire prendre rien autre chose que du lait avant l'âge de six mois ; et à partir de cet âge, un ou deux potages ou bouillies par jour. Il est dangereux de donner des substances solides, avant que sept ou huit dents, au moins, ne soient poussées à chaque mâchoire. Le lait sera conservé dans des vases tenus fermés, qu'on ouvrira seulement au moment de remplir le biberon. Enfin, la propreté extrême de l'enfant et de la pièce où il couche est toujours indispensable, mais particulièrement pendant les mois d'été...

Si nous ne pouvons augmenter la natalité dans notre patrie, efforçons-nous au moins, en sauvant la graine, d'enrayer le terrible mouvement de dépopulation que l'on a qualifié, à bon droit, de *péril national*. L'hygiène est toute-puissante pour atténuer la mortalité infantile ; la démonstration de cette vérité a été faite d'une manière éclatante par l'application de la loi Roussel sur la protection des enfants du premier âge. Outre ses bienfaits directs, cette loi a eu encore l'avantage de répandre partout les préceptes d'une saine éducation de la première enfance. Les instructions de la Société française d'hygiène, tirées à près de cent mille exemplaires, ont également engagé, contre les préjugés et la routine, une lutte des plus salutaires. Mais, hélas ! on est tenté de croire que rien n'a été fait, en face des progrès qui demeurent encore à faire :

> Un jour tout sera bien : voilà notre espérance.
> Tout est bien aujourd'hui : voilà l'illusion...

CHAPITRE XVI

TEIGNE ET TEIGNEUX

Le Conseil municipal de Paris a, récemment, décidé à l'unanimité, la création d'un nouveau service de teigneux, en attendant que l'on puisse affecter un hôpital spécial aux enfants porteurs de ces maladies essentiellement parasitaires, chroniques et contagieuses.

Les teignes, qui reculent, tous les jours, devant les progrès de l'hygiène privée et de la police sanitaires, sont encore très fréquentes, dans les grands centres, où elles trouvent dans la débilitation, la scrofule, *la misère physiologique* des jeunes sujets, les conditions les plus favorables de développement. Le dépouillement des registres des conseils de révision montre, toutefois, que depuis vingt ans, les exemptions pour cause de *favus* (teigne vulgaire), ont diminué de plus de la moitié. D'ailleurs, il paraît certain que, dans bien des localités encore, les parents n'ont garde de faire soigner leurs enfants teigneux, afin de pouvoir les faire exempter, au jour du conseil de révision. Nous devrions bien suivre l'exemple de l'Autriche, qui incorpore les teigneux, sauf à leur donner immédiatement, dans les hôpitaux militaires, les soins qu'ils nécessitent.

L'histoire hygiénique et médicale des teignes a été principalement tracée par le docteur H. Feulard, qui leur a consacré une longue dissertation inaugurale. C'est au microscope que nous devons la connaissance exacte de la nature parasitaire des teignes, mise en pleine lumière par notre Bazin, l'illustre médecin de l'hôpital Saint-Louis. Les végétaux des éruptions teigneuses appartiennent à divers groupes de la famille des champignons, et varient selon la nature du mal. Ils peuvent se rencontrer chez certains animaux, et se transmettre ainsi à l'homme. Le rat et la souris sont très sujets au *favus* : ils contagionnent le chat et le chien, ces familiers de l'homme et surtout de l'enfant. L'espèce végétale dite *trichophytique* est fréquente dans l'espèce bovine et surtout chez les jeunes veaux : elle se transmet de ces animaux aux bouviers, filles de ferme, bouchers, etc., sous les formes d'herpès *tonsurant* et d'herpès *circiné*, ou bien encore de *sycosis*, éruption pustuleuse spéciale de la barbe et des favoris. L'herpès circiné, qui affecte une forme circulaire caractéristique, se communique, lui-même, assez fréquemment, du cheval à l'homme. Cette transmission a été étudiée surtout par un éminent vétérinaire, M. Mégnin, dans les régiments de cavalerie. Ce sont principalement, paraît-il, les jeunes chevaux normands, qui sèment les épidémies trichophytiques, dont le rasoir et la couverture de cheval sont les agents les plus ordinaires de propagation.

La dépilation a été, de tout temps, en honneur dans le traitement des teignes. On la pratiquait autrefois, à l'aide de cette atroce calotte de poix, que l'on appliquait sur le cuir chevelu des enfants, pour l'arracher brusquement ensuite. Ce supplice barbare et vraiment digne du moyen âge ne fut remplacé que vers 1810 par une méthode épilatoire moins cruelle, faite au moyen des doigts et, plus tard, de pinces à mors larges.

Cette opération est précédée d'applications émollientes et suivie de lotions excitantes et parasiticides spéciales dont (on le conçoit), nous ne saurions développer ici l'appareil technique.

La distribution géographique des teignes en France montre que les départements du centre et de l'est sont peu atteints. Au contraire, les régions du midi, dont la saleté est proverbiale, et les pays manufacturiers du nord, où règne la plus déplorable promiscuité dans la misère, fournissent encore à la statistique de nombreux teigneux. Mais si l'on songe à la diminution considérable du fléau dans notre pays, il est permis d'espérer, sans trop d'opti-

misme, que la teigne prendra place, un jour, à côté
de la lèpre, dans le cadre, sans cesse élargi par l'hygiène, des maladies éteintes (1).

Pour atteindre cet heureux résultat, il importe
d'empêcher à tout prix la contagion indirecte, par
les objets de toilette et le linge de corps, qui doivent toujours rester étroitement *personnels*. Il faut
sévir contre les enfants des écoles qui ont la déplorable habitude d'échanger entre eux leurs coiffures,
en jouant. Au régiment, on surveillera le rasoir du
barbier; à l'hôpital, la pince de l'épileur. Dans la
famille, l'enfant teigneux sera isolé, recouvert d'une
calotte de toile; on veillera à ce que tout ce qu'il
touche soit lavé et désinfecté; on examinera avec
soin les animaux domestiques, et, dans l'armée, les
écuries et dépôts de remonte. Le barbier devra flam-
ber, à la lampe à alcool, son rasoir, toutes les fois
qu'il aura à s'en servir.

Dans les écoles, les enfants auront les cheveux
courts; la tête, nue, sera fréquemment lavée et bros-
sée avec une brosse très propre. L'inspection médicale, telle qu'elle fonctionne aujourd'hui dans les
grandes villes, a eu, évidemment, la plus heureuse
influence sur la disparition du mal. Pour concilier
l'intérêt des parents et l'instruction des enfants avec
les nécessités préventives et curatives de la médecine des teigneux, l'Assistance publique a eu l'ingé-

(1) Voir dans notre *Hygiène du Travail :* Coiffeurs et perru-
quiers, hygiène professionnelle et sociale, page 209.

nieuse pensée de créer des demi-pensionnats pour les enfants contaminés. Ces *écoles de teigneux*, très utiles à la population parisienne, seront installées définitivement à Saint-Louis et aux Enfants-Malades. Pour les campagnes et les petites villes, le docteur Gibert (du Havre) a émis une de ces idées pratiques excellentes qui mériteraient de germer sur tous les points du terrain professionnel. Il a proposé d'instituer, aux chefs-lieux de canton, un traitement des teigneux renvoyés des écoles, et amenés à époques fixes, en choisissant les mois d'été. Si l'on organisait partout, ainsi, sérieusement, la croisade de la science, l'ère des teignes ne tarderait pas à être close, et la plupart des maladies contagieuses n'existeraient bientôt plus qu'à l'état de passé morbide. La devise du siècle qui vient devra être : *Hygiène, prophylaxie.*

CHAPITRE XVII

LES HOPITAUX MARINS

A diverses reprises, nous avons déjà parlé (1) de l'œuvre des hôpitaux marins pour le traitement des enfants débiles, lymphatiques, rachitiques et scrofuleux. Il s'agit de faire bénéficier les pauvres de tous les avantages que peut produire l'hygiène corrective par la mer, réservée jusqu'ici aux seuls favorisés de la fortune. C'est donc une œuvre de justice, dans une démocratie qui prend la fraternité pour programme réel et non pour une vaine devise murale. En même temps, il s'agit aussi d'un acte de prévoyance patriotique ; car, en restreignant la dépopulation, en diminuant la mortalité, en fortifiant les faibles organismes, nous favorisons ainsi l'expansion de la race française et nous assurons l'invio-

(1) Voir surtout : *La santé par l'Exercice*, page 113.

labilité de notre vieux sol, qui bientôt aura besoin de solides défenseurs !

Dans la dîme effroyable que prélève, chez nous, la phtisie (200,000 décès environ par an), la plupart des victimes sont d'anciens sujets lymphatiques, dont la candidature à la tuberculose n'a pu être écartée à temps par un traitement énergique. La scrofule fait le lit du poitrinaire : elle est l'engrais de ce terrain, où bientôt s'ensemencera le mal funeste. Or, nous savons qu'à l'hôpital de Berck, 70 p. 100 des petits scrofuleux de la ville de Paris guérissent de leurs lésions, et, parmi eux, combien déjà étaient sur le seuil de la phtisie ! Conclusion : Envoyons à la mer les enfants débiles, pour qu'ils puissent y fouetter leur nutrition engourdie, aguerrir leurs poumons et modifier efficacement les tares héréditaires, que le défaut de soins, le mauvais régime et le milieu aérien vicié des agglomérations urbaines ont encore agrandies et transformées, peu à peu, en redoutable diathèse...

On voit ressusciter, à la mer, des enfants épuisés par les abcès, les caries, les écrouelles, la bronchite scrofuleuse. Par le bain d'air marin et le bain d'eau minérale saline, se livre, dans une intention tonique par excellence, ce *combat vivifiant* dont parle Michelet. Si l'enfant est trop faible pour supporter le bain de mer (sorte de massage hydrothérapique et médicamenteux, fondant, résolutif, excito-nutritif), on a recours, alors, aux bains de sable, locaux ou généraux : *l'arénation* est un dérivatif puissant, chez les enfants à circulation languissante, bouffis et anémiques ; un remède pour les scrofuleux et rhumatismes qui souffrent d'anciennes arthrites, etc.

On devrait bien aussi utiliser les algues, ces plantes bizarres, ce monde végétal peu connu, mais détenteur de ressources curatives certaines. Les fucus, riches en iode (puisque c'est de leurs cendres qu'on retire ce précieux métalloïde) fourniraient des décoctions ou gelées très utiles contre les engorgements scrofuleux. Sous l'action de la lumière solaire, ces plantes dégagent, suivant l'expérience d'Aimé, d'énormes quantités d'oxygène. Le goëmon-épave et le goëmon de rocher, le varech et le fucus crispus donnent aussi des mucilages doux, d'une grande richesse en soufre et en iode. Les algues jouent, croyons-nous, un rôle certain dans l'action thérapeutique du bain de mer ; et c'est à leurs tissus, visqueux que l'eau de mer semble emprunter cet élément, vivant et animé, que Bory de Saint-Vincent surnommait les *mucosités* de la mer.

Le *sanatorium* maritime constitue la base d'un traitement à longue portée, capable de transmettre à l'économie une énergie impulsive radicale et durable. L'enfant est un être malléable, vibrant à tout, se pliant fort bien aux changements climatériques, lorsqu'ils ont pour but, surtout, l'amélioration de son milieu habituel. Or, c'est merveille, ce qui se passe chez ces petits scrofuleux, à faces de vieillards inclinés déjà vers la tombe : après quelques mois de séjour à Berck, à Arcachon ou à Banyuls, ils revêtent les plus fraîches couleurs ; et la robustesse de leurs membres signale l'éradication définitive de leur diathèse. « Bonne et large pour tous, dit notre grand poète en prose, Michelet, — la mer est plus bienfaisante et plus sympathique pour les créatures moins éloignées de la vie naturelle ; pour ces enfants innocents qui souffrent des péchés de leurs pères... »

C'est l'hygiène pulmonaire qui trouve surtout son compte, dans cette atmosphère saline si pure, dans ce puissant modificateur cosmique qu'est le climat maritime, à la fois sédatif et tonique, altérant et reconstitutif des nutritions amoindries. Mais n'oublions pas que l'action du milieu pélagique (comme celle de tous les modificateurs ou *circumfusa*) est une action de reconstitution et de remontement, essentiellement lente et insensible. Elle ne saurait s'exercer, pour ainsi dire, que *par saturation*. Il s'agit de refaire, de recréer tout un organisme ; et, pour cela, il ne suffit point d'y habiter en courant. Nous devons faire bénéficier les enfants d'un séjour prolongé à la mer, si nous voulons atteindre les ressorts intimes de la diathèse lymphatique : *morbis chronicis, chronica remedia!*

Malgré les orgies opératoires de notre époque, on n'abuse ordinairement pas, à Paris, du moins, des interventions de la chirurgie chez les scrofuleux : mais il est incontestable que le milieu urbain (et *à fortiori*, le milieu nosocomial) sont souvent funestes aux petits opérés. Les plaies opératoires guérissent, au contraire, sans complications, dans cet air vif et pur, aseptique et sans microbes, richement ozonisé et d'un renouvellement facile. Mais le bistouri sans la mer est néfaste au scrofuleux.

Ce que nous disons de la chirurgie s'applique aussi à la médecine ; et chacun a pu remarquer combien l'iode, l'huile de foie de morue, le fer, le phosphate de chaux, et tous les médicaments en général, sont mieux tolérés, plus entièrement assimilés et plus efficaces, dans le milieu marin, qui corrobore si étrangement l'action aléatoire des drogues secondées par une hygiène appropriée.

Nous avons insisté déjà, sur tous ces résultats, dans notre volume : *la Santé par l'exercice*, au chapitre de la *Régénération par la mer*. Mais, hélas !

> L'homme est de glace aux vérités ;
> Il est de feu pour les mensonges.

Force est donc de revenir souvent sur ces questions, lorsqu'on désire arriver à des solutions pratiques et complètes ! La France possède assez de côtes à sa disposition pour construire, quand elle voudra, autant d'hospices marins que l'Italie, qui

en a, croyons-nous, vingt-cinq à l'heure présente.
Mais le climat de la Manche et de l'Océan est dur et
inconstant en général, pendant la moitié de l'année
au moins, à l'exception de certains points, tels que
la *Provence bretonne*, par exemple.

Comme on n'envoie pas des enfants à la mer pour
les confiner en des bâtisses, nous croyons que
l'OEuvre nationale des hôpitaux marins doit surtout
construire ses *sanatoria* sur le littoral gascon ou mé-
diterranéen, dont les plages tempérées sont moins
le jouet des variations thermométéoriques. Considérons, au surplus, que l'eau du *lac français* renferme près d'un tiers de sels de plus que l'eau de
l'Océan, et marque une température moyenne de
cinq degrés supérieure. Ces données ont leur importance au point de vue de la balnéation thalasso-
thérapique chez les enfants.

*
* *

La question des hôpitaux marins n'a progressé
que le jour où l'initiative privée a substitué l'œuvre
des *sanatoria* à celle, insuffisante et incomplète, de
l'Assistance publique.

Le conseil de surveillance de cette administration,
après avoir daigné reconnaître officiellement l'insuffisance de l'hôpital de Berck (cet hôpital ne reçoit pas
plus de 1,500 sujets par an) a décidé, enfin, l'envoi,
annuel des petits malades parisiens dans les divers
sanatoria maritimes qui ont poussé, ces dernières

années, sur tous les points de nos côtes, grâce à l'impulsion d'esprits aussi droits que généreux.

L'hôpital maritime est peut-être l'un des éléments les plus intéressants de conservation sociale et de régénération hygiénique. C'est sans doute parce qu'il s'agit d'un remède naturel, placé à notre entière disposition, que notre pays a été si long à l'appliquer, malgré les fortifiants exemples donnés, de longue date, par l'Angleterre et l'Italie. C'est principalement à notre cher collègue, le docteur Armaingaud, de Bordeaux, que nous devons cet élan humanitaire et philanthropique persévérant, qui a fait sortir de terre un si grand nombre de ces fondations utiles. Nouveau Pierre l'Ermite de cette pacifique croisade, Armaingaud multiplie les conférences, les publications, les voyages ; n'épargnant ni son temps, ni son argent, ni sa peine, il est l'agent provocateur des énergies assoupies et des donations récalcitrantes. Il ne s'arrêtera que lorsque toutes nos côtes seront, comme celle de l'Italie, bordées de *sanatoria*.

Il y a encore beaucoup à faire pour réaliser ce programme : la générosité des riches a bien là de quoi s'exercer. Toutefois, au grand hôpital Rothschild, sont venus s'ajouter, depuis quelque temps : l'asile départemental de Capbreton (Landes), l'asile Frœland, à Nice, l'hôpital Dollfus, à Cannes, le sanatorium d'Hyères ; l'hospice-hôpital de Cette, les sanatoria d'Arcachon et de Banyuls-sur-Mer, que l'on peut envisager parmi les modèles du genre ; l'hôpital maritime de Pen-Bron, dû aux efforts persévérants de M. Pallu et à la bourse de madame Heine. Enfin, une fondation nouvelle (en faveur de laquelle notre ami le docteur Blaise a fait un éloquent plaidoyer), est projetée près de Montpellier, à Palavas-les-Flots.

Mais ces efforts sont encore bien peu de chose, en présence de l'immensité du but à accomplir. Songez que la scrofule, la phtisie et le rachitisme accomplissent, partout, leur œuvre de mort ; songez que les populations urbaines voient augmenter, sans cesse, par la toute-puissance de l'hérédité, leurs tares constitutionnelles. Songez enfin au nombre des enfants qu'il faudrait reconstituer pour les restituer ensuite à la richesse nationale. Vous serez alors convaincus, non seulement de la grandeur de l'œuvre des hospices marins, mais encore de l'excellence du placement des sommes consacrées à cette œuvre. Un vrai placement de père de famille, celui-là...

Il est démontré, aujourd'hui, que, dans une proportion de 80 p. 100, on voit guérir, à la mer, les lésions du lymphatisme le plus invétéré et le plus rebelle aux agents de l'arsenal pharmaceutique. Cette proportion s'élève à cent pour cent, lorsqu'il s'agit, simplement, d'enrayer une prédisposition, de transformer l'anémie et la débilité, avant que ces états morbides n'aient engendré la scrofule et la phtisie.

L'action à la fois médicatrice et préservatrice de la
mer s'adresse principalement aux enfants, vrais
clients de la thalassothérapie, petits poissons de la
grande piscine au bon Dieu ! La mollesse et la torpi-
dité dominent, en effet, la nutrition de l'enfance ;
les tissus de l'enfant, encore imparfaitement organisés et richement infiltrés de sucs lymphatiques, sont
susceptibles, bien plus que ceux des adultes, de modifications fondamentales, de réfection même presque
complète :

> Quel démon a doté la mer (rude chanteuse
> Q'accompagne l'immense orgue des vents grondeurs)
> De cette fonction sublime de berceuse ?...
> La mer, la vaste mer console nos douleurs.

. . . .

La *grande nourricière* dont parle le poète possède,
en effet, une action des plus curieuses sur notre
économie. Sous son influence, la nutrition se relève,
la misère physiologique s'atténue, la faiblesse constitutionnelle fait place au bien-être et à l'énergie
inaccoutumée. La peau, tonifiée, fonctionne mieux ;
les réactions les plus languissantes de l'organisme se
corsent et s'accentuent. Ces effets sont, d'ailleurs,
mieux marqués chez les enfants quittant l'air vicié
des villes et les milieux industriels, pour profiter,
d'une façon un peu prolongée et permanente, du milieu vital, pur, salin, iodé, ensoleillé, d'une plage
bien choisie. Les enfants des pauvres s'étiolent et
meurent, à l'hôpital : quand ce n'est pas la scrofule,

c'est une affection épidémique intercurrente qui se charge de les supprimer.

Des malsains hôpitaux urbains, transportons nos petits malades dans un *sanatorium* approprié : au bout de quelques semaines de résidence, vous ne reconnaîtrez plus, chez eux, cette débilité chronique et constitutionnelle qui vous alarmait. La mer aura cicatrisé les plus hideuses lésions, reconstitué le sang appauvri, chassé la phtisie de Damoclès, dont l'imminence néfaste pèse surtout sur les terrains détériorés et amoindris. En invigorant tous les tissus, la mer aura corroboré la résistance *totius sub-stantiæ* à tous les levains morbides. Car les microbes sont lâches : ils n'attaquent que les organismes sans défense et ne s'arrêtent que sur les plaies !

A vrai dire, le bain de mer proprement dit n'occupe, à côté de l'air marin, qu'une place peu importante dans la cure de la scrofule. Il ne constitue guère, court comme il doit être pris, qu'une sorte de coup de fouet hydrothérapique, destiné à faciliter le réveil nutritif. C'est à la vérité, un vivifiant auxiliaire, mais un auxiliaire seulement, dont l'opportunité même est, parfois, fort discutable. L'air marin, au contraire, pur, tonique, lumineux, réparateur, incessamment renouvelé, pénètre, de sa stimulante énergie, l'arbre respiratoire, va enrichir le liquide sanguin affaibli et déterger les organes profonds : il imbibe de vie, pour ainsi dire, l'intimité des éléments anatomiques, dont il répare toute déchéance...

Il nous semble enfin que l'on pourrait avantageusement recourir à l'action modificatrice de l'eau de mer prise à l'intérieur. On a beaucoup trop renoncé à cet emploi d'une excellente boisson minérale chlorurée-sodique forte, dont Russel, Buchan, Biett, et les premiers praticiens des hospices maritimes avaient bien des fois signalé la bienfaisante utilité. Pour notre part, nous avons souvent prescrit, avec grand avantage, le matin à jeun, un tiers de verre d'eau de mer mélangée à deux tiers d'infusion de houblon sucrée. Cette préparation si simple nous a semblé douée d'une action fondante et reconstituante, contre les lésions du rachitisme et de la scrofule. Elle corrobore le bon fonctionnement de l'estomac et de l'intestin, et active ainsi la rénovation organique. Il va sans dire que l'eau de mer destinée à la boisson devra être puisée à une certaine distance du rivage, pour être exempte de toute corruption et n'être point mélangée de matières organiques.

CHAPITRE XVIII

COLONIES SCOLAIRES

L'idée première des colonies scolaires revient à
Tœppfer et au pasteur Bion. Introduites à Paris par
M. Cottinet, elles se montrent très supérieures,
comme résultats, aux voyages et caravanes, trop rapides et forcément trop économiques, qui surmènent,
sans compensation appréciable, les jeunes écoliers.

Notre savant collègue, le docteur Blayac, comme
inspecteur médico-scolaire, a expérimentalement
élucidé les inappréciables bienfaits hygiéniques réalisés par cette forme si touchante de la charité : l'assistance des enfants par la cure d'air. Si l'on avait,
au lendemain de nos désastres, inauguré la pratique
dès colonies scolaires, la France compterait aujour-
d'hui de nombreux soldats de plus. Accordons aux
écoliers la faveur d'être des enfants pendant leur
enfance ; et, comme le dit Jules Simon, nous au-

rons le droit d'espérer que, dans leur âge mûr, ils seront des hommes !

L'air vicié des quartiers populeux, la vie scolaire et l'agglomération qui en dérive, arrêtent le développement de l'enfant des villes et consomment sa déchéance physique définitive. Le changement d'air et de nourriture stimulera d'abord chez lui l'appétit défaillant. A la sédentarité nuisible du méphitisme urbain, nous substituons, par la colonie scolaire, un peu des vivifiants bienfaits de la vie rustique. A la culture physique, nous adjoignons, du reste, une gymnastique intellectuelle, résultant des objets nouveaux offerts aux regards curieux de l'enfance : l'écolier s'habitue ainsi à penser et à réfléchir ; il se prépare aux luttes de la vie. L'existence lugubre du pauvre s'éclaire momentanément d'un peu de soleil. Les saines distractions qu'offre le spectacle de la nature effacent, un instant, sous la bienveillante direction d'un maître, les tristes stigmates de l'éducation prolétarienne. Les déshérités du sort n'aggravent plus, par le séjour malsain des vacances au domicile paternel, les infractions forcées à l'hygiène, inhérentes aux milieux urbain et scolaire. La clôture de l'école, écrivait à ce propos M. Cottinet, n'est pas un soulagement pour les pauvres, c'est un désastre.

« Les colonies scolaires sont un cadeau d'un mois de bon air et d'un peu de santé, fait par la ville de Paris à de pauvres petits garçons et à de pauvres fillettes, dont la mine, comparée à celle de nos propres enfants, éveillait en nous presque du remords! »

Depuis donc plusieurs années, au moment de la période des vacances, on a récolté des petits, parmi les plus débiles, les plus délicats, les plus malingres, — non sans éprouver parfois, hélas! l'embarras du choix, — et on les a expédiés, sous la direction de leurs maîtres, du côté des plages normandes, des plaines de la Beauce, des monts du Jura et de l'Auvergne. Le Conseil municipal de la grande ville, qui veut être le père des déshérités et acquitter à la lettre cette dette sacrée de l'assistance des pauvres, n'a jamais ménagé les encouragements platoniques, ni même les subsides à cette bienfaisante institution des colonies scolaires, par laquelle petits garçons et petites filles vont faire, annuellement, provision du plus précieux des biens, qui est la santé. Pourquoi faut-il, hélas! que l'on soit obligé de limiter par trop les bénéfices d'une œuvre si bonne et si grande par elle-même?

C'est, croyons-nous, l'air de la mer qui convient surtout aux petits Parisiens pauvres. Malheureusement, nos voisines les plages de la Manche sont chères; et d'un autre côté, le prix du chemin de fer élève les frais généraux, si l'on veut choisir la Bretagne et l'Océan, plus accessibles aux petites bourses. Les actionnaires des compagnies de chemins de fer devraient peut-être assurer, pour cette œuvre pie (qui vaut bien celle des pèlerinages), la gratuité du parcours!

Les enfants lymphatiques, les candidats à toutes les tuberculoses, trouvent dans l'atmosphère marine l'occasion d'un remontement organique des plus remarquables. C'est que l'Océan est, littéralement, ce que l'a défini son plus réaliste poète, Jean Richepin :

Mère aux seins toujours pleins, toujours nus et sans voiles,
Où, plantes, animaux, hommes, tous, nous suçons
L'intarissable lait qui réjouit nos moëlles.

Nous savons comment le séjour à la mer refait les étiolés des villes ; comment, chez les petits surtout, il suscite l'activité nutritive, réchauffe la circulation engourdie, tonifie les tissus bouffis de lymphe, etc... Nous savons qu'à l'action régénératrice de l'air marin s'ajoutent les bienfaits minéraux et hydrothérapiques de la balnéation, qui donne le fouet à la reconstitution organique et endurcit, contre les injures morbides, l'être frêle pour qui tout était aquilon. Nous savons comment le bain de mer empêche la prédisposition au coryza, au rhume et à l'angine, maux légers qui souvent, dans les villes, subissent les transmutations pathologiques les plus graves. Nous savons, enfin, comment, par une action à longue portée, le séjour à la mer met la scrofule, le rachitisme et la phtisie en fuite, — infusant, aux corps les plus torpides, la sève d'une vigoureuse croissance.

Nous insistions, tout à l'heure, sur toutes ces

questions, en parlant de l'œuvre des *sanatoria* maritimes.

Toutefois, il va sans dire que le séjour des colonies scolaires aux bords de la mer exige certaines précautions hygiéniques. Les enfants sont prompts à s'énerver par le climat maritime. Il faut que leur logement ne donne point sur la mer, et qu'il en soit même éloigné le plus possible. On évitera l'alimentation trop excitante, l'usage abusif du poisson et tous stimulants alcooliques. On conseillera le port de vêtements de laine. Chez les enfants trop irritables, on remplacera le bain de mer à la lame par le bain de mer chaud, dont la puissante minéralisation rend aussi de grands services aux jeunes sujets lymphatiques. Quant au bain de mer froid de l'enfance, on sait qu'il doit toujours être très court; quatre à cinq minutes au plus.

CHAPITRE XIX

LA LUTTE CONTRE LA PHTISIE

Malgré les erreurs et les désillusions récentes, la lutte contre la phtisie se poursuit avec vigueur : comme dans toutes les questions sociales et philanthropiques, notre pays (c'est justice de le constater) se tient à la tête du mouvement. La doctrine de la contagiosité a déjà eu pour résultat de faire classer, dans les lois sanitaires internationales, la tuberculose parmi les maladies nécessitant certaines mesures préventives tombant sous le coup des règlements de police relatifs aux animaux. Le ministre de la guerre a prescrit la mise en réforme ou l'ajournement des soldats en puissance ou en imminence de tuberculose. Voilà d'excellentes mesures, propres à restreindre évidemment la transmission du mal. Le dernier Congrès de la tuberculose a insisté aussi sur les mesures les plus efficaces à prendre contre la tuberculose bovine, en prescrivant une inspection plus sévère des viandes suspectes et en votant la surveillance spéciale des vacheries consacrées à la production industrielle du lait; pour ce point, notre pays est, du reste, fort en retard sur d'autres nations.

Dans les nombreux écrits de vulgarisation que, depuis quinze ans, nous avons pu consacrer à l'étude de la question de la phtisie, nous avons eu toujours pour ligne de conduite immuable et pour but constant l'exaltation de la méthode hygiénique, qui se dresse, intacte et respectée, sur les ruines de tous ces spécifiques successifs vivant à peine l'espace d'un matin! Nous croyons et prouvons qu'agir sur le bacille (puisque bacille il y a) ne sert de rien, tant que l'on ne modifie point, de manière efficace, la dénutrition vitale particulière qui lui sert de terrain ou de support.

Bien plus, les médications les plus vantées pour leur influence *antibacillaire* (la transfusion du sang de chèvre ou du sang de chien, par exemple) ne sont, pour nous, que de puissants toniques *totius substantiæ*, dont l'action antimicrobienne ne s'exerce qu'à la faveur d'une modification profonde de l'état général du malade. Ainsi, après les efforts pharmaceutiques, innombrables autant que stériles, de ces dernières années, les praticiens reviennent, tout bonnement, à l'hygiène, dont les méthodes n'ont rien d'héroïque, mais rien, non plus, d'illusoire.

Il est démontré que les phtisiques arthritiques dont le cœur et le tube digestif sont bons et qui n'ont point de fièvre, sont susceptibles de guérir, complètement, par la vie au grand air longuement continuée. Cette proposition a pour corollaire indispensable le choix d'un climat pour les poitrinaires.

Éloigner le malade d'un milieu atmosphérique qui le prédispose aux inflammations bronchiques ; le tirer d'un climat qui l'oblige à une vie claustrale, pour le ramener dans une contrée où, sans entraves, il puisse vivre à l'air libre ; le faire passer, enfin, d'un milieu humide, sans lumière solaire, débilitant et à atmosphère viciée, dans un climat ensoleillé, sec, tonique, à l'abri des dangers de l'agglomération : tels sont les principes généraux qui doivent présider à l'installation climatérique des tuberculeux, sans exception de forme morbide.

Selon que la phtisie a une allure torpide ou, au contraire, inflammatoire, il faut avoir recours aux climats toniques, excitants, ou aux climats calmants, sédatifs.

Lindsay caractérise ainsi les climats sanitaires de montagne : raréfaction et pureté de l'air, présence de l'ozone, forte radiation solaire, luminosité abondante, absence de brouillards. Ces climats conviennent surtout aux anciennes lésions de la plèvre et du poumon, sans de trop grands désordres ulcératifs.

C'est par l'expérience et par les statistiques des

sanatoria spéciaux pour tuberculeux, que les Allemands nous prouvent la curabilité fréquente de la phtisie. Mais les idées de nos confrères d'outre-Rhin sont bien différentes des nôtres, notamment en ce qui concerne le traitement moral. Loin de cacher au phtisique son mal, comme nous nous ingénions toujours à le faire, en France, le médecin allemand lui avoue la vérité presque entière. Un bon averti en vaut deux : exactement mis au courant de sa situation, le malade persévère souvent avec plus de force dans l'instinct inné de sa conservation et dans sa ferme volonté de guérir : « Vouloir guarir, disait Ambroise Paré, n'est-ce point portion de guarison ? »

Le malheur, c'est que la phtisie est le plus souvent un mal de misère, et que son traitement véritablement rationnel ne peut guère être établi que chez un rentier. Mais l'Assistance publique de l'avenir ne remplacera-t-elle pas, un jour, par des *sanatoria* dignes de ce nom, toutes ses insalubrités nosocomiales d'à présent, démontrées incompatibles avec l'arrivée du vingtième siècle ? Non, ce n'est point un rêve : l'hygiène publique est en train de devenir, chez nous, une réalité et comme la forme la plus palpable du progrès humain, de l'amélioration sociale...

Un certain nombre de médecins, G. Sée, entre autres, ont, avec raison, insisté sur la nécessité de construire, pour les phtisiques de classe moyenne, des *sanatoria* ou hôpitaux spéciaux. Cette nécessité est évidente. Les hôpitaux généraux sont encombrés, surchargés de tuberculeux, qui, au lieu de recevoir les soins hygiéniques requis par leur état morbide, se contagionnent à plaisir et macèrent, à qui mieux mieux, dans leur « saumure respiratoire ». Construisez, pour ces malheureux, des hôpitaux où l'on puisse leur appliquer le bénéfice du traitement par l'air : pour ce faire, il n'y a qu'à choisir, à une suffisante distance des agglomérations urbaines, dans tout endroit abrité et boisé, une maison, qui deviendra l'embryon d'une colonie sanitaire, du genre de celle fondée récemment, à Ormesson, grâce à notre dévoué confrère et ami, le docteur Léon Petit.

Chaque année la phtisie tue cent mille Français : si nous donnons aux malades les soins hygiéniques que légitiment les modernes découvertes, nous pouvons en sauver le quart au moins. Mais, dans nos fondations, méfions-nous des architectes : les hygiénistes sont payés, hélas ! pour connaître ces messieurs.

Dans toute construction hospitalière nouvelle, prenons modèle sur la pratique excellente des Anglais et des Américains. Il faut, comme l'a dit excellemment Morin, que la philanthropie crée des asiles là où la spéculation n'établirait que des hôtels. Songeons, une fois pour toutes, songeons à ne plus commettre ces déplorables bévues qu'on appelle l'Hôtel-Dieu et l'hôpital de Berck-sur-Mer, véritables salles des Pas-Perdus de la mort !

Pour tonifier l'organisme des phtisiques et exhausser leur taux vital amoindri, il importe, d'ailleurs, d'empêcher, autant que faire se peut, le mélange des malades et des gens sains. C'est là un précepte d'hygiène absolument élémentaire.

Les Allemands plongent leurs phtisiques dans un air frais, sec et pur ; dûment à l'abri du froid, c'est en plein air qu'ils les font bénéficier, hiver comme été, de ce qu'ils appellent la *Kaltluftherapie*. Chaudement vêtus de laine, les malades sont soumis, en vue de rémédier à l'inanition respiratoire, sans discontinuité (fenêtres entr'ouvertes pendant la nuit) à une aération complète. Il n'y a pas, pour nos voisins, de climat spécifique contre la phtisie : mais ils ont une prédilection fort juste pour l'air des altitudes : plus frais, plus ozonisé et plus léger surtout, cet air permet à l'acte respiratoire de s'effectuer d'une manière plus complète, et augmente ainsi l'ampliation de la cage thoracique. En outre, cet air est plus antiseptique que tout autre, parce qu'il est lui-même dépouillé de tous germes morbides. C'est donc lui, en résumé, qui convient le mieux aux constructions sanatoriales.

L'atmosphère, *pabulum vitæ*, et le soleil, destructeur énergique des germes, sont les deux grands antagonistes de la tuberculose. Soumis à une aération continue, vivant le plus possible à l'air libre, le

phtisique stimule ainsi son appétit et sa nutrition ;
il peut alors emmagasiner la vigueur nécessaire pour
exalter son activité vitale, que l'air confiné vicie et
éteint au suprême degré. Le grand air est le milieu
microbicide par excellence : vivifiant et pur, frais et
tonique, il est capable de rendre les poumons
réfractaires aux ferments bacillaires et d'apaiser
aussi leur irritabilité aux lésions. C'est surtout en
arrachant le phtisique à l'air mortel où il mijote,
dans sa chambre de malade, que les *stations* pour
poitrinaires rendent les plus signalés services.

*
* *

La lutte contre la phtisie doit, d'ailleurs, commencer dès la naissance. Un allaitement maternel bien
conduit, continué plus tard par une alimentation
mixte, dûment appropriée à l'organisme de l'enfant ; une habitation saine, bien aérée et ensoleil-
lée ; des vêtements amples et chauds ; la propreté
la plus minutieuse, etc., tels sont les agents héroïques de prévention que préconise l'hygiène contre
la prédisposition aux tubercules.

Nous avons insisté, il n'y a qu'un instant, sur la
toute-puissance corrective de l'air marin contre la
scrofule, et sur la nécessité d'instituer, pour les
enfants débiles et lymphatiques, étiolés par le milieu urbain, des résidences maritimes. Pour la
phtisie confirmée, il y aurait davantage encore à
faire : les phtisiques sont délaissés, méprisés

presque par l'Assistance publique. On devrait, à l'imitation de l'Angleterre, décider cette nonchalante administration à la création d'hôpitaux réservés uniquement au traitement de la phtisie : bien soigné, ce mal serait alors peut-être tout aussi curable que beaucoup d'autres maladies.

En France, les phtisiques sont répartis dans les salles de médecine, un peu au hasard de l'admission : ce mélange de malades aigus et chroniques est, à tout point de vue, préjudiciable, et évoque presque le souvenir de ces néfastes hôpitaux du premier empire, où fiévreux et blessés se trouvaient confondus, et dans lesquels toutes les complications infectieuses se donnaient, pour ainsi dire, rendez-vous.

A Londres, où (grâce au climat, à l'alcoolisme, et surtout au paupérisme) on compte 1 phtisique sur 100 adultes, les poitrinaires pauvres sont, depuis longtemps, hospitalisés dans des établissements spéciaux. Là on les traite comme les plus intéressants de tous les malades.

Immédiatement, nous prévoyons l'objection du lecteur contre le titre *hôpital de phtisiques*. Mais, d'abord, on n'est pas forcé de lui donner ce titre. Les six hôpitaux de Londres consacrés à la phtisie (Brompton, Victoria Park, Royal-Hospital, North-London-Hospital, Margaret Infirmary et Ventnor) portent le nom de *hospital for consumption and diseases of the chest*, « pour la phtisie et les affections de la poitrine. » Les malades, que guide, avant tout, l'espoir de guérir, n'éprouvent, néanmoins, aucune répugnance à entrer dans ces hôpitaux.

En France, il en serait peut-être autrement ; il faudrait baptiser, pour la forme, leurs frontons, d'un nom général quelconque, d'homme ou de quartier. Nous pensons, toutefois, avec MM. Filleau et Petit, qu'il est encore plus humain de dire à un malade : « Vous êtes phtisique, et nous vous soignerons bien », que de lui cacher son mal et de le laisser mourir misérablement, sans espérance et sans secours !

L'hôpital de Brompton, à Londres, est un modèle bien connu et universellement apprécié, d'hygiène, de confort et de parfaite administration. L'hôpital maritime de Ventnor, construit sur la côte sud-est de l'île de Wight, est composé de pavillons séparés, très analogues à ceux de l'hôpital maritime de Margate pour les scrofuleux. Grâce surtout à des conditions climatériques exceptionnelles, la statistique de Ventnor est des plus consolantes pour tous ceux qui, comme nous, croient à la curabilité de la phtisie. Or, que de points, sur nos côtes du sud-ouest ou de la Méditerranée, pourraient être choisis pour construction de *sanatoria* analogues !

Mais, en France, nous comptons toujours sur l'État-Providence : nous payons assez d'impôts, pensons-nous, pour avoir le droit d'y compter ! Chez nos voisins d'Outre-Manche, l'hôpital, comme bien d'autres institutions du reste, ne vit que de dons volontaires. A cet égard, on ne saurait se faire une idée de l'esprit de solidarité des Anglais. Les hôpitaux renferment partout des fleurs et des plantes à profusion : deux fois par semaine, elles sont renouvelées ou entretenues par les soins des *Flowers ladies mission*, asssociation féminine de charité. Or, les dames qui quittent Londres, pendant l'hiver, pour habiter les pays du soleil, ne manquent jamais de faire leur envoi régulier de fleurs au siège de l'association ! Dans la plupart des hôpitaux anglais, des téléphones permettent aux malades de causer, de leurs lits, avec leurs parents ou amis.

Si nous avons tenu à citer ces deux exemples, au lieu de rester, sans digressions, dans nos développements scientifiques, c'est pour protester ici contre une opinion assez courante en notre pays : le prétendu égoïsme anglais. Il n'est pas, sur le globe, de peuple plus altruiste; mais il faut le voir chez lui. Ceux qui ont plusieurs fois séjourné à Londres, et ont pu y voir, de près, fonctionner les institutions de charité et d'assistance, peuvent seuls dire avec quelle générosité et quelle largeur de vue l'Anglais aime à secourir ses compatriotes. Si cette vertu spéciale n'existait pas chez lui, il y a beau temps, d'ailleurs, qu'une révolution aurait déjà balayé le « gouvernement de la reine » et son aristocratie. La bienfaisance est la soupape de sûreté de ce royaume, où le capital est maître et où la naissance est tout !

* *

Mais revenons à la phtisie. La doctrine de la contagiosité, maladroitement répandue dans les masses sans les précautions d'une vulgarisation habile, a fait énormément de tort aux malades de la poitrine, dans ces dernières années. Le phtisique, aujourd'hui, se frappe et manque à sa vieille réputation de *jemenfoutisme* et d'euphorie.

Au lieu de se servir, comme le conseillait Fonssagrives, de l'expression banale d'*insalubrité de l'atmosphère du malade*, pour interdire autant que possible la cohabitation, — nos modernes savants ont préféré semer l'épouvante et l'horreur dans les familles, en insistant sur le pouvoir infecto-contagieux et virulent de la phtisie, dont, pendant une existence médicale entière, les praticiens les plus observateurs n'ont jamais observé la moindre preuve palpable !

La rougeole, la variole, la scarlatine : voilà des maladies contagieuses. Les infirmiers, les étudiants, les sœurs de charité leur fournissent de fréquentes et nobles victimes. Pour la phtisie, le docteur Williams, de Londres, écrivait récemment que jamais un seul assistant de Brompton-Hospital (établissement consacré uniquement au traitement des tuberculeux) n'avait été atteint de la maladie ; — et cela dans l'atmosphère la plus saturée de microbes que l'on puisse rêver, et en l'absence des précautions prophylactiques les plus élémentaires. Est-ce ainsi, en vérité, que se comporte une maladie contagieuse? Nous ne le croyons pas.

Toute cette diffusion, un peu bien hâtive, des nouvelles doctrines microbiennes (qui ne voient partout que contagion et contagieux), a des résultats absolument déplorables sur l'esprit des populations. Le phtisique, considéré comme un pestiféré, est sevré de ces soins affectueux et tendres dont l'entourait sa famille, et définitivement dépouillé de cette *animi consolatio*, moins illusoire pourtant que toutes les thérapeutiques antiseptiques! Enfin, laissons passer le règne des outranciers de l'hygiène : peut-être le bon sens et l'initiative neutraliseront-ils, en partie, le mauvais effort moral des ordonnances oppressives à la mode du jour.

Il y a, d'ailleurs, du bon dans les dernières instructions données au public « pour qu'il sache et puisse se défendre contre la tuberculose. » Ce n'est que l'exagération seule qui rend ce document insignifiant, parce que les meilleurs préceptes d'hygiène s'y trouvent comme noyés. Ainsi, à côté de l'excellent conseil de bien faire cuire la viande, se trouve celui de ne consommer le lait que bouilli! Or, le lait bouilli est un liquide *mort* et indigeste, capable de causer, en un jour, plus d'indigestions et de diarrhées *mortelles* chez les enfants, du moins, — qu'il n'existe d'observations, vraiment authentiques, de tuberculoses transmises par le lait cru!

Considérer comme nécessaire, pour les phtisiques, de cracher dans des crachoirs qui soient dûment désinfectés ensuite : voilà un bon précepte d'hygiène ou simplement de propreté. Demander la désinfection des chambres d'hôtels où ont résidé des phtisiques, rien encore de mieux. Mais recommander de ne pas coucher dans le lit d'un tuberculeux ; de ne pas séjourner dans sa chambre ; de ne pas se servir des objets qu'il a pu toucher ; d'éloigner même des locaux habités par les phtisiques les sujets considérés comme disposés à contracter la tuberculose : voilà de ces exagérations manifestes, dont tout médecin convaincu a le devoir étroit de signaler l'inopportunité. S'il est utile de répandre dans le public des idées d'hygiène et de préservation contre les maladies, encore faut-il qu'elles soient universellement admises et démontrées. Or, les enquêtes faites et les opinions admises plaident, au contraire, en faveur du peu de contagiosité de la phtisie ; et vous demandez, contre elle, des mesures que nécessitent à peine la variole et la diphtérie !

Revenez, ô mes maîtres, à une plus normale appréciation des faits ; et lorsque vous rédigez des ordonnances d'hygiène, quittez un instant, quittez vos microscopes qui grossissent tout..., même les dangers.

Le docteur Armaingaud a récemment proposé la fondation d'une ligue contre la phtisie qui aurait d'abord pour rôle la diffusion, par propagande éclatante, des moyens reconnus les plus efficaces pour nous défendre contre un mal qui fait, annuellement, tant de victimes. Armaingaud ne craint pas de semer ainsi la terreur parmi les populations ; car ce n'est pas la peur de la tuberculose qui peut nous rendre phtisique, dit-il justement ; c'est, au contraire, la sécurité trompeuse où nous laisse l'ignorance des conditions de sa transmission morbide.

Nous ne croyons pas, cependant, qu'il faille exagérer la doctrine de la contagiosité, sous le fallacieux prétexte de réussir dans cette croisade humanitaire et philanthropique. Car, alors, en préservant (aléatoirement) quelques sujets bien portants, on nuirait étrangement à presque tous les malades, qui ne bénéficieront plus de ces soins minutieux et affectifs, dont le rôle est si grand pour la prolongation de leur existence vacillante. Et puis, comment, avec toutes ces précautions préventives, pourrons-nous maintenir, chez le phtisique, l'espérance, cette suprême force vitale ?

En somme, la seule source bien démontrée de contagiosité tuberculeuse réside dans les crachats, qui, desséchés et pulvérulents, pénètrent dans les voies respiratoires ou alimentaires. Pour éviter ces dangers permanents, il suffit d'exiger que les phtisiques crachent toujours dans des crachoirs à eau, que l'on désinfecterait journellement à l'eau bouillante, après avoir jeté au feu les produits de l'expectoration : tel est, du moins, le *modus faciendi* le plus simple, et celui qui inspire la plus grande sécurité. Malheureusement, en matière d'hygiène, les mesures les plus simples ne sont pas les plus faciles à appliquer ; sans cela, nous serions à l'apogée du progrès sanitaire, puisque notre science n'est faite que de ces minuties. Le docteur Armaingaud a trouvé, en tout cas, un moyen ingénieux pour que les prescriptions relatives aux crachats n'offrent plus, pour le phtisique, une signification tristement révélatrice : c'est simplement de les étendre à toutes les maladies à expectoration. Comme il s'agit, en somme, sinon d'antisepsie véritable, au moins de mesures de propreté, il est à présumer que chacun s'en trouvera bien, ou que, du moins, personne ne s'en plaindra.

On a relaté, dans ces derniers temps, d'irréfutables observations d'épidémies de tuberculoses, survenues, dans certains immeubles, grâce à des parcelles d'expectoration, desséchées et répandues dans l'air. Le docteur Whittaker, de Cincinnati, a incriminé aussi, avec raison, comme cause possible de transmission de la phtisie, le voyage en commun dans des *sleepings-cars*, qui sont loin d'offrir les conditions favorables pour préserver les sujets sains de la promiscuité des malades. Sachez que les crachats peuvent contenir, par milliers, le bacille tuberculeux, qui, inhalé avec l'air atmosphérique, est suspect de faciliter l'évolution rapide de la phtisie sur un terrain pulmonaire prédisposé par l'hérédité ou par une déchéance vitale acquise. C'est à cause des expectorations, qu'il faut se méfier de la cohabitation avec le phtisique, de la communauté des mouchoirs, vêtements, ustensiles, etc. Le crachat, voilà l'ennemi; et le crachoir *fermé*, fréquemment nettoyé à l'eau bouillante, voilà le grand remède préventif de la contagion tuberculeuse!

Cela n'empêche point qu'il y ait encore bien des inconnues scientifiques dans la manière dont se transmet la phtisie. C'est pour cela qu'au congrès de la tuberculose, M. Dionis des Carrières nous proposait d'expérimenter, sur des condamnés à mort, la transmissibilité douteuse du mal, par l'ingestion du lait ou de la viande d'animaux tuberculeux. Ce serait le seul moyen d'élucider un point d'hygiène important, et actuellement des plus obscurs. Ce moyen serait renouvelé, non des Grecs, mais de Louis XI, qui faisait ouvrir, pour cause de curiosité anatomique, le périnée d'un criminel vivant. Sacrifier un petit nombre de coupables à la conservation d'une multitude d'innocents, n'est-ce point là une méthode sociale des plus plausibles? Le condamné à mort aurait, d'ailleurs, toute liberté pour se refuser à une expérience de cette nature. Mais combien n'en trouverions-nous pas pour accepter une épreuve, nullement douloureuse, qui, mortelle ou inoffensive, arracherait, en tout cas, les misérables à l'instrument de notre ingénieux ancêtre le docteur Guillotin?

*
* *

Il est actuellement fort délicat, disions-nous, de préciser exactement les dangers auxquels nous expose l'usage de la viande et du lait des animaux tuberculeux. Ces dangers ne sont pas, à la vérité, très grands ; de l'avis même de M. Nocard, vétérinaire, fort compétent en cette question, l'absorption de la viande tuberculeuse par les voies digestives est rarement cause de la phtisie chez l'homme. Il n'en est pas de même pour le lait de vaches dont les mamelles sont tuberculeuses : l'ébullition devient alors indispensable pour enlever à ce lait sa virulence contagieuse. Disons, en passant, que le lait de chèvre n'est jamais suspect, parce que la chèvre est un animal réfractaire à la tuberculose.

Les Congrès, en général, sûrs de ne pas être écoutés, adoptent toujours des conclusions exagérées, dans le but louable d'obtenir des pouvoirs publics une minime partie de tout ce qu'ils demandent. Le Congrès de la tuberculose n'a jamais failli à cette règle. Par l'organe de M. Butel, il a demandé la saisie et la destruction totale de toutes les viandes tuberculeuses, à quelque degré que ce soit. De cette manière, la phtisie humaine ne proviendra plus de l'étal du boucher : il est vrai qu'ayant tant d'autres modes de production, dans son sac étiologique, elle ne pâtira guère de ces rigoureuses mesures!... A Paris, où il meurt par an dix mille tuberculeux, et où il entre, par année également, 40 millions de kilogrammes de viandes de toutes provenances, la proportion des animaux phtisiques est d'environ 6 pour 100 ; et l'on n'a jamais constaté de fait avéré de phtisie *ab ingestis*. Il est vrai que la cuisson détruit singulièrement les virulences, quand elles existent.

M. Guinard a, avec raison, signalé les dangers que peut présenter, pour les sujets anémiques, la pratique consistant à venir boire, tous les matins, du sang chaud dans les abattoirs. Il en est de même (nous pouvons le dire hardiment), il en est de même de la viande crue, qui n'a jamais guéri personne, mais qui, en revanche, a propagé le tænia dans une foule d'intestins n'ayant pourtant nul besoin de cet hôte apéritif... Comme il faut, toutefois, faire la part des préjugés enracinés, on peut recommander, aux amateurs de sang et de viande crue, la viande crue et le sang de la chèvre, du mouton et des animaux ayant vécu à l'air libre. Il paraît que le sang de mouton, bu chaud, n'est nullement répugnant : s'il est pris dans un vase opaque, on croit presque boire du lait chaud. Le sang du mouton est recommandé, par conséquent, en boissons et bains, pour les hématophiles, et l'on devra toujours s'en servir, toutes les fois qu'il s'agira de clarifier les vins ou d'autres liquides.

Une inspection sanitaire que l'on devrait bien
établir, une bonne fois, sur des bases sérieuses, afin
de déférer aux vœux répétés de tous les hygiénistes,
c'est la surveillance obligatoire spéciale des vacheries, pour s'assurer que les vaches destinées à la
production industrielle du lait ne sont point atteintes de maladies contagieuses plus ou moins
susceptibles de se communiquer à l'homme. Il y a
longtemps qu'une semblable inspection fonctionne
à Londres et dans les États scandinaves, au grand
bénéfice de la santé publique et de la santé des enfants en particulier!

Lorsque, d'ailleurs, la tuberculose sera définitivement inscrite dans les lois sanitaires de tous les pays
du monde, au nombre des maladies contagieuses nécessitant des mesures préventives spéciales et internationales, il y aura évidemment lieu de placer
dans les attributions des conseils d'hygiène départe-
mentaux toutes les questions relatives à la police
sanitaire des animaux domestiques. Car la surveillance ne doit pas se borner uniquement aux maladies
notoirement transmissibles, telles que la rage, le
charbon, la vaccine, la morve. Elle s'étendra, avec
avantages, à d'autres maladies dont la contagion de
l'animal à l'homme, sans être encore péremptoirement démontrée, est cependant dans l'ordre des
phénomènes probables. C'est ainsi que le typhus, la

diphtérie, les éruptions de la peau…, la tuberculose elle-même (dont la contagion de l'animal à l'homme n'est pas encore, quoi qu'on puisse dire, un dogme scientifique), et toutes les maladies infectieuses, enfin, capables d'assiéger l'organisme animal, exigent, dès maintenant, au point de vue de l'hygiène, une protection commune et efficace.

Si les opinions varient au sujet de la transmissibilité tuberculeuse de l'animal à l'homme, tout le monde est à peu près d'accord sur l'identité de la tuberculose chez lui et chez les autres mammifères ; il n'en est pas de même pour celle des mammifères et des oiseaux. Bien des expérimentations contradictoires ont été faites à cet égard : de sorte qu'à l'heure qu'il est, on ne saurait encore affirmer la nature exacte de la phtisie *aviaire* ou des basse-cours!

*
* *

La phtisie tue, annuellement, cent mille Français et cent quatre-vingt mille Allemands. C'est en 1883 que le savant berlinois Robert Koch trouva le bacille spécifique de la tuberculose, dont la virulence existe surtout dans les expectorations. Le micro-organisme rencontre-t-il un terrain favorable à son développement, et la phtisie évolue, inévitable. L'hérédité, les bronchites antérieures, la rougeole, la coqueluche, le diabète, l'alcoolisme, les professions à poussières : voilà les conditions primordiales qui, en détériorant l'organisme, en amenant la misère physiologique et la déchéance vitale, rendent la muqueuse pulmonaire propice aux ensemencements microbiens.

La phtisie débute, en tant que lésion pulmonaire,
alors que déjà, le plus souvent, l'économie entière
se trouve atteinte : *totum corpus est pulmonia.*

Annihilez l'éclosion bacillaire et éliminez les
lésions produites : rien de mieux. Mais guérirez
vous, ainsi, l'affection générale dont les microbes
ne sont guère que les *épiphénomènes?*

On ne saurait trop vider à fond cette question, si
l'on songe qu'à Paris, par exemple, un quart des
décès totaux est dû à la tuberculose pulmonaire, et
que c'est la jeunesse surtout qui fournit des victimes
à ce mode perfectionné d'élimination des races
humaines...

Les doctrines microbiennes, — si exagérées et si
désolantes qu'elles puissent être, — n'en rendent
pas moins d'immenses services à la cause du progrès. Car elles aboutissent toujours, comme conclusions logiques, à l'exaltation des mérites de l'hygiène.
Désinfecter, désencombrer, assainir, isoler ; assurer
la salubrité de l'alimentation, des eaux potables, du
lait, des viandes ; enseigner une propreté scrupuleuse et une ventilation constante : voilà, en quelques formules, les résultats de la croyance aux
microbes comme causes des maladies... Ne serait-il
pas à souhaiter que les théories scientifiques aient
toujours, pour l'humanité, de semblables conséquences?... Eh ! qu'importe la doctrine, si elle con-

duit à des conseils sanitaires véritablement pratiques?

Or, elle nous prescrit, en matière de phtisie, la propreté exquise, la destruction des virulences partout où elles se rencontrent. Elle nous dit : surveillez l'alimentation (et principalement le lait et les viandes) ; désinfectez les logis insalubres, les hôtels, les wagons, les navires, etc. ; reconstituez et tonifiez les organismes suspects, par le climat approprié, un séjour constant en plein air pur, un régime diététique spécial. Rien de mieux.

Il n'en est plus de même lorsque le laboratoire de bactériologie se mêle de supplanter la clinique et de vouloir créer des méthodes thérapeutiques dites vaccinales. On voit alors naître des produits incroyables, tels que cette fameuse *Kochine*, que, dès le début, nous avons dénommée « une mystification *boulangiforme* d'une fin de siècle sans scrupules. » Ce fameux traitement, qui est le type le plus réussi de l'infaillibilité du Laboratoire, ne détermine jamais d'amélioration sérieuse et durable dans l'état des phtisiques : en revanche, il a causé de nombreuses aggravations chez les pauvres naïfs qui ont consenti à se faire inoculer. Un très grand nombre ont payé de leur vie leur aveugle confiance : pourra-t-on, désormais, avoir recours à des inoculations virulentes pour se guérir? Un homme de bon sens ne devra-t-il pas toujours dire : *Timeo bacillos et dona ferentes?*

Quant à se servir de la lymphe de Koch pour affermir un diagnostic, peu de médecins seront assez absurdes pour continuer à le faire. Outre que les propriétés *révélatrices* de l'injection sont fort sujettes à caution, le praticien digne de ce nom est trop soucieux, d'abord, *de ne pas nuire* à son client, pour employer une méthode d'exploration fort dangereuse et dépourvue de tout bénéfice pour le traitement. A coup sûr, il vaut mieux être un peu incertain sur le diagnostic exact, que d'exposer son malade à l'infection et à la mort! D'autant plus que l'*ordonnance* (but final et raison d'être de la médecine, ne l'oublions pas, chers bactériologues), l'ordonnance ne variera point sensiblement, que la tuberculose soit douteuse ou confirmée...

Qu'est-ce, en somme, que cette fameuse lymphe ou *tuberculine* de R. Koch? *C'est un extrait glycériné de cultures pures de bacilles.* Rien d'étonnant, alors, que son action soit si variable et si infidèle : car jamais les cultures de produits bactériens ne sauraient avoir de propriétés constantes et identiques à elles-mêmes.

Les exagérations enthousiastes et les rêves chimériques, dont les publicistes de tout acabit ont cru devoir, à propos de la découverte de Koch, nous donner le spectacle, rappellent le bruit assourdissant fait, il y a quelques années, autour d'une autre invention de laboratoire : la guérison des enragés. Hélas! il a fallu en rabattre, depuis quelque temps, surtout. Cela n'empêche pas, du reste, que toutes les découvertes faites ou à faire, dans le domaine de la microbie, auront toujours, comme base et comme support, l'idée théorique de notre illustre Pasteur sur l'atténuation des virus. Ce que nous reprochons, à la vérité, surtout, aux doctrines du jour, si attrayantes et si ingénieuses, c'est de vouloir confisquer *l'ars curandi* à leur profit; de faire oublier par les jeunes docteurs et mettre au rancart les ressources immenses que la médecine journalière puise dans la tradition éternelle et dans l'observation motivée de tous les instants. Hélas ! malgré les espérances que les théories microbiennes permettent de concevoir pour la thérapeutique de l'avenir, nous craignons bien que (suivant une phrase assez naïve échappée au plus illustre des microbiâtres) « la guérison ne soit fréquemment plus subjective qu'objective, plus théorique que pratique »; en d'autres termes, que l'on ne soit forcé d'appliquer à ces cures *laboratoriennes* le trop fameux « Mort guéri ». Cela est et sera longtemps vrai pour la tuberculose.

En effet, quelle que soit l'importance attribuée, de nos jours, aux lésions microbiennes, la question prépondérante, pour la cure de la phtisie, est toujours l'état général, *totius substantiæ*. Nous croyons peu aux spécifiques, et à celui de la phtisie moins qu'à tout autre.

Il nous reste à tirer, de la fantastique aventure de Koch, une courte morale. Nos confrères de la presse feront bien, à l'avenir, de se garer un peu plus contre l'emballement ; ils préviendront ainsi, dans le public, bien des enthousiasmes aussi dangereux qu'irraisonnés. Quant aux gouvernements, qu'ils songent à gouverner, et non à monopoliser des remèdes. Hélas ! nous le savons : *nos canimus surdis*. L'humanité sera toujours la même, c'est-à-dire composée, comme au temps de Voltaire, « de trompeurs, de trompés et de trompettes ». Aussi, soyez assurés, mes bons lecteurs, que même si cette histoire vous *embête*, nous la verrons, bientôt, recommencer.

*
* *

Supposons maintenant que Koch nous ait mis sur le chemin de la vaccination contre la tuberculose (ce qui est loin, bien loin d'être démontré) : l'humanité aurait-elle raison d'applaudir, sans restriction, à cette découverte ? « En fermant une porte à la mort (écrivait, avec une réelle prescience, J.-B. Say, le grand économiste), le préservatif d'une maladie ouvre les autres plus larges ; et quand on dit que, conservant la vie à cent mille personnes, la vaccine a ajouté cent mille âmes à notre population, on peut sourire de l'erreur... » Le docteur Perron, de Bordeaux, vient précisément de soutenir (sans être démenti) une thèse analogue, devant l'Académie de médecine de Paris. Il émet la règle qu'un terrain vaccinal, pour être nuisible à certains microbes,

doit forcément et réciproquement être propice à
d'autres. En constituant un milieu défavorable à
l'implantation d'un mal, on risque d'amener l'organisme à un état de réceptivité concurrente pour
d'autres maladies. Si la tuberculose est fréquente
chez les bovidés, qui sont, par excellence, les pro-
ducteurs du vaccin (*cow-pox*), c'est que le bacille
tuberculeux et le microbe vaccinal trouvent, dans
l'espèce bovine, un terrain favorable à leur évolution
parallèle. En créant, chez l'homme, par le fait de la
vaccination, un milieu défavorable à la variole, on
risque donc fort de rendre ses humeurs propices à
l'invasion tuberculeuse et de préparer ainsi les
voies à la plus redoutable des maladies :

Souvent la peur d'un mal nous conduit dans un pire.

Il est certain, en effet, que la phtisie est bien plus
terrible que la variole.

Cette théorie du docteur Perron explique assez
bien l'incessante progression de la tuberculose depuis que l'on applique la découverte de Jenner : la
généralisation des pratiques vaccinales n'aurait fait
que préparer le lit à la phtisie ; elle expliquerait
aussi la prédilection solidaire du bacille tuberculeux pour les jeunes organismes, récemment vaccinés...

La transfusion du sang de chèvre, proposée comme
vaccin de la tuberculose, par Bertin et Picq, de

Nantes, n'est peut-être pas non plus exempte de semblables inconvénients. En tout cas, avant de s'aventurer dans l'inconnu des accidents inévitables, il serait bon de savoir si le sang de chèvre est anti-tuberculeux ou bactéricide pour d'autres espèces que pour le lapin !...

Un fait assez curieux à constater, du reste, c'est que, depuis les beaux jours de la mystification scientifique de R. Koch, les inventeurs de remèdes nouveaux ne se sont point découragés. Chaque jour a vu naître un nouveau traitement, et nous tournerons dans ce cercle vicieux tant que la médecine n'aura pas renoncé à une lutte illusoire contre un micro-organisme, pour revenir à la seule conception vraiment rationnelle et cliniquement féconde de la phtisie, maladie générale *totius substantiæ* avec manifestations locales, microbiennes ou non. Car, lorsqu'apparaissent les lésions pulmonaires de la tuberculose, neuf fois sur dix l'économie entière n'est-elle point, depuis longtemps, *phtisique?* Songeons donc, d'abord, à modifier le terrain; le reste du traitement viendra par surcroît.

Après le traitement de Koch, Liebreich a cru devoir préconiser un agent, d'un maniement également dangereux, le cantharidate de potasse. Ce n'est point un remède nouveau : bien des praticiens isolés l'avaient déjà employé et nous savons même qu'il a été incorporé dans maint remède secret contre la phtisie. Le docteur Cazenave l'utilisait, il y a quarante ans, à l'hôpital Saint-Louis, contre certaines affections de la peau. Au surplus, s'il n'était parfois nuisible, le cantharidate de potasse mériterait d'être employé davantage dans certaines toux rebelles avec expectorations abondantes. Mais il n'y a rien là d'*anti-tuberculeux* : il s'agit d'un remède, comme il en est tant, contre le symptôme *toux*, et pas d'autre chose. Pareille remarque s'adresse à toutes ces inhalations, plus ou moins médicamenteuses, que l'on a vainement essayé de remettre à la mode, et qui ne servent guère qu'à amuser, comme on dit, le malade, d'une manière aussi peu agréable pour lui, qu'indifférente à son état morbide.

L'introduction dans l'organisme du sang d'un animal d'espèce différente, plus ou moins réfractaire aux tubercules, constituait une méthode assez ingénieuse, au moins théoriquement. Malheureusement, les expériences réitérées, faites avec le sang de chien par MM. Richet et Héricourt, avec celui de chèvre par MM. Bertin et Picq, sont très éloignées de répondre encore aux fallacieuses promesses de la théorie !

Ce qui est bien fait pour désarçonner les esprits consciencieux, c'est la hâte télégraphique avec laquelle on prononce, depuis quelque temps, dans la phtisie, le mot de *guérison*. La guérison de la phtisie est loin d'être impossible, assurément, et tous les praticiens en voient d'assez nombreux exemples.

Mais, lorsqu'on sait combien les rémissions sont fréquentes, dans la tuberculose, et combien incertaine est la marche du mal, on doit exiger, avec raison, avant d'admettre comme curative une méthode nouvelle, un très grand nombre d'observations, réparties sur une pratique de plusieurs années. La révélation et le merveilleux n'ont rien à voir avec la médecine consciencieuse, qui procède par étapes successives, dépourvues de sauts brusques... C'est pourquoi la meilleure méthode de traitement, à l'heure qu'il est, et celle que nous voulons préconiser encore une fois, s'appuie sur l'observation hippocratique séculaire, corroborée seulement par les modernes découvertes. Tout traitement est mort-né, qui s'adresse uniquement à l'entité microbienne, à la spécificité tuberculeuse. La seule méthode féconde est celle qui, luttant contre la déchéance organique, empêchera l'altération progressive des tissus et redressera la déviation nutritive. En un mot, il faut suivre une tactique défensive et non offensive, en phtisiothérapie.

Après les désillusions causées par tant de prétendus médicaments spécifiques, que le praticien sérieux se décide donc, une bonne fois, à déchirer tous ces bulletins de triomphe thérapeutique qui n'ont jamais de lendemain (victoires à la Pyrrhus, comme les appelait Trousseau) et revienne peu à peu aux saines données de l'hygiène d'observation ! Il faut suivre ce courant, le seul véritablement pra-

tique et curatif, et ne point retomber dans les aber--
rations pharmaceutiques de ces dernières années.

*
* *

Parmi les modificateurs les plus actifs de la phtisie,
les agents physiques méritent, tout d'abord, d'être
signalés, à cause de leur caractère utile indéniable et des arguments qu'ils nous fournissent
pour réfuter le dogme fataliste de l'incurabilité
tuberculeuse. Il y a longtemps, du reste, que le
bon sens du public a fait justice de cette désolante
doctrine : pour notre part, on nous a montré et on
nous montre journellement des sujets, condamnés
il y a vingt ans, et même plus, comme phtisiques,
par des princes de la science, et jouissant aujour-
d'hui d'une parfaite santé... Chacun de nos lecteurs
connaît des exemples de cette espèce.

D'un autre côté, les débuts de la phtisie sont, la
plupart du temps, si obscurs, que l'on peut toujours
croire avoir jugulé dans sa source le terrible mal ;
mais démontrer cette jugulation, voilà le plus difficile..., à moins de faire l'autopsie du client.

Le traitement des tuberculoses locales (os, articulations, ganglions) a fait, dans ces derniers temps,
de réels progrès ; la récente méthode de Lannelongue, consistant en injections de chlorure de zinc,
offre dans ses résultats une précision plus grande
et des succès plus nombreux que toutes les autres
méthodes de traitement, y compris l'iodoforme, qui

pourtant est loin d'être inactif. Toutefois, il serait imprudent de croire que les injections de chlorure de zinc, efficaces contre les ostéites et les fongosités d'origine tuberculeuse, puissent s'appliquer au traitement de la phtisie pulmonaire. Elle est trop maladie *totius substantiæ* pour être ainsi justiciable du seul traitement chirurgical !

C'est pourquoi nous ne possédons guère, contre elle, que des agents symptomatiques, capables, à coup sûr, de modifier certains épisodes de la maladie, de diminuer la toux et les sueurs nocturnes, d'augmenter même le poids du malade... Mais toutes ces améliorations ne constituent pas la guérison, au sens étroitement clinique du mot, et ne justifient en rien l'enthousiasme. Fréquemment, nous voyons, sous l'action d'une fièvre très intense, d'une maladie aiguë intercurrente, se supprimer (en apparence, du moins) des symptômes morbides anciens, qui reparaîtront bientôt, l'orage hyperthermique une fois dissipé. Cela est vrai surtout pour les virus, dont la nature est si fortement influencée par l'état fébrile.

D'autre part, on sait aussi que toute médication perturbatrice, ou même anodine, est susceptible de provoquer, dans les symptômes de la phtisie, une suspension des plus notables. Les phtisiques sont de véritables sensitives, qui vibrent à toute médication. Le seul fait d'hospitaliser un tuberculeux pauvre, et d'améliorer, ainsi, sa nourriture et son logement, suffit pour augmenter le poids du malade, tarir ses expectorations, supprimer ses sueurs et sa diarrhée. Tous les jours, dans la pratique, nous obtenons de semblables résultats, par le simple changement de médication, ou même par la seule suggestion d'un nouveau médecin !

Laissons donc de côté tous ces prétendus spécifiques, *que nous avons trop vus pour y croire*, comme le disait Forget, et occupons-nous maintenant de la phtisiothérapie hygiénique.

Pour éviter, d'abord, au malade, le surmenage physique et les conditions vitales défectueuses, capables d'imprimer à la maladie une marche rapide et irrémissible, il faut modifier, selon les règles les plus strictes, le milieu où le tuberculeux a développé son mal. On lui procurera donc un climat doux, à variations peu sensibles, un logement ensoleillé, exposé au midi. On neutralisera, par l'eau bouillante, les virulents produits de ses expectorations. On soumettra l'air qu'il respire à une ventilation continue. « Ouvre les fenêtres, s'écrie Onimus, c'est la santé qui entre ! » Il est certain que les pratiques d'aération sont capitales pour diminuer la fièvre et l'oppression, reconstituer les puissances vitales et corser l'énergie défaillante des échanges organiques.

Cette action vivifiante et excito-nutritive d'un air sans cesse renouvelé se montre surtout nettement dans les voyages en mer, préconisés de toute anti-

quité contre la phtisie. Ce sont les formes torpides
et insidieuses du début, ainsi que les variétés catarrhales et nerveuses de la maladie pulmonaire, qui
bénéficient le plus étrangement de cette douche
aérienne permanente. Les poitrinaires présentant
de la fièvre vespérale, des crachements de sang
faciles, des sueurs nocturnes et de la diarrhée, n'ont
rien à espérer de l'air marin, plus excitant que
sédatif. Il accélérerait plutôt leurs lésions. Du
moins, c'est l'opinion autorisée du docteur Doyle,
médecin en chef du *Sobraon*, grand voilier qui part,
chaque automne, du port de Londres pour l'Aus-
tralie et revient au printemps : ce bateau est con-
fortablement aménagé pour une centaine de malades :
il est exempt du bruit et de l'odeur des machines,
du roulis et des escales trop fréquentes. Il offre aux
phtisiques un milieu pur et vraiment *curatif*, dû à la
constance et à l'égalité de l'atmosphère pélagienne,
si riche en ozone et en chlorures, et vierge de toutes
poussières organiques.

Pour celui qui n'est pas arrivé à la dernière limite
de la misère physiologique, l'air de la mer est, assurément, l'atmosphère thérapeutique par excellence :
pourquoi un *sanatorium* flottant, analogue au *Sobraon*,
n'existe-t-il dans l'un des ports de France ? Il y a là
plus qu'une bonne affaire, il y a une bonne action
et une innovation dont les succès curatifs seraient
infiniment plus certains que toutes ces ténébreuses
aventures pharmacologiques, où l'on semble, depuis

quelque temps, entraîner, de gaieté de cœur, les infortunés tuberculeux !

A côté de la nourriture des poumons, il faut veiller à celle de l'estomac. Il est bon, à cet égard, de prescrire aux malades un régime *incrassant*, ami de l'embonpoint : le lait, les œufs, la crème, le fromage, le beurre, les graisses, les huiles, les pois, les fèves, le lard, la cervelle, les poissons, les laitances, les consommés, le chocolat, le raisin, etc., en formeront la base. Un régime de cette nature, largement arrosé de bonne bière de Strasbourg, est, à la fois, favorable à la digestion, utile à la respiration, indispensable à l'engraissement : or, n'oublions pas qu'un phtisique qui engraisse est un malade à moitié guéri. La réciproque est, d'ailleurs, également vraie.

Le poitrinaire doit être suralimenté par le moyen de nutriments variés et substantiels sous le plus petit volume, afin d'éviter la surcharge de l'estomac et de ménager les voies digestives, si précieuses pour la guérison. La viande crue, mêlée au bouillon, les œufs frais, riches en soufre et en phosphore, le bon lait, cette boisson alimentaire, formatrice par excellence et régularisatrice de la nutrition : voilà le trépied hygiénique sur lequel repose le régime du phtisique. Si l'estomac est robuste, on ajoutera à ce régime une ou deux cuillerées d'huile de foie de morue créosotée, et l'on empêchera ainsi la dénutrition, la *consomption*, si grosses de dangers; on rétablira l'embonpoint et le poids normaux...

L'alimentation des tuberculeux (et de tous ceux qui, par leur faiblesse, peuvent passer pour des candidats à la phtisie), devra être copieuse et substantielle, riche et réparatrice. Pour lutter contre la consomption envahissante, il faut une nutrition intensive. C'est par la persuasion et par la contrainte que les médecins allemands et le docteur Dettweiler (de Falkenstein), entre autres, amènent graduellement les malades à manger très fréquemment, *à se suralimenter*. Cette méthode est assurément préférable au système français, brutal et contre nature, du *gavage*, qui du reste a fait son temps (1). Mais ne peut-on aussi exalter artificiellement les puissances digestives, et *les mettre sous les armes*, comme disait Brillat-Savarin, — à l'aide des amers, de la pepsine, de l'extrait de malt, etc.? Les mets devront être variés, choisis d'après le goût personnel de l'estomac : mais nous devons recommander surtout les corps gras, le beurre, le miel, le lait avalé très lentement et par petites gorgées; le koumys, ce champagne lacté, ce nutriment de premier ordre élevé à sa plus haute puissance de digestibilité; les aliments oléophosphorés, tels que les huîtres et moules, le caviar, les escargots, les écrevisses, le poisson de mer, les grenouilles, les cervelles des jeunes animaux. En Russie, les médecins préconisent, avec succès, les graisses animales, le lard, la moelle des os, la graisse

(1) Je suis persuadé que le gavage provoque souvent chez le phtisique l'apparition du *foie gras*.

d'oie et le pâté de foie gras, plus facilement digestifs dans leur climat rigoureux. Parmi les aliments doués d'une grande puissance d'assimilation, citons enfin la viande crue hachée et salée, les purées et les poudres de viande, les œufs frais à peine cuits, les fruits bien mûrs, le gruau d'avoine, si riche en phosphate de chaux. Comme boissons, il faut donner l'alcool, à petites doses fréquemment renouvelées, et sous les formes de bonne bière, de vin vieux, de cognac et de kirsch de qualité supérieure.

A ces aliments, il faut enfin ajouter quelques toniques, indispensables adjuvants du traitement : les préparations ferrugineuses sont contre-indiquées, toutefois, lorsque le sujet présente dés tendances congestives par trop évidentes. Mais il n'existe guère de contre-indications pour le quinquina, la noix vomique et l'huile de foie de morue. Ce dernier agent, que nous considérons, pour notre part, comme le prototype de la médication reconstituante, est un aliment respiratoire de premier ordre, qui, sous le plus petit volume, renferme non seulement des matériaux alibiles de première force, mais encore les principaux modificateurs de la phtisie : l'iode, le brôme, le soufre, le chlore, le phosphore. Ces agents s'y trouvent, de plus, combinés sous la forme la plus étrangement assimilable, puisque l'huile de foie de morue est un médicament-aliment élaboré, en réalité, préalablement dans un organisme animal. C'est, par excellence, le remède de la maigreur et de la consomption musculaire : un phtisique qui digère bien son huile de foie de morue ne tarde point à augmenter de poids, et un phtisique qui augmente de poids n'est jamais en danger de mort.

*
* *

Un volume suffirait à peine à l'énumération des médicaments prônés contre la phtisie. Les plus fidèles sont encore la créosote, l'arsenic, la térébenthine, les phosphates et les iodés. Mais il importe, avant tout, lorsqu'on prescrit ces diverses drogues, de respecter les fonctions de l'estomac, solide planche de salut du phtisique : efforçons-nous toujours d'obvier à la dépression, et soutenons les forces de résistance. N'allons pas, sous un prétexte curatif aléatoire, spolier rien des fonctions nutritives de notre malade. Prenons, enfin, toujours l'hygiène comme base solide du traitement : elle nous fournit, par l'air et l'aliment, deux modificateurs de premier ordre. Le terrain solidement amélioré au moyen de ces deux agents, la prolifération du tubercule y devient impossible et sa germination même n'y saurait persister.

Signalons, toutefois, ici, un traitement particulièrement original, que nous avons vu donner parfois de bons résultats. C'est la méthode du docteur Libermann, basée sur une théorie spéciale de la phtisie.

Dès 1869, le docteur Libermann, médecin à l'hôpital du Gros-Caillou, étudia l'altération de la voix chez les phtisiques et la rattacha à une paralysie des cordes vocales. Cette paralysie (il faut le remarquer) n'est pas seulement l'un des signes constants de la phtisie; elle en est encore le premier symptôme morbide. L'inflammation des nerfs pneumogastriques, qui président à l'innervation des poumons, a semblé, après le contrôle anatomique de nombreuses autopsies, être la cause constante de cette paralysie laryngée.

Les nerfs pneumogastriques étant malades, la nutrition du tissu pulmonaire ne tarde pas à s'en ressentir : le tubercule y prend alors naissance, comme un élément de détérioration, de dégénérescence. Quant au fameux bacille de Koch, il n'est que le produit, et non la cause, du tubercule.

Voilà, en quelques mots, cette théorie, que nous ne saurions, naturellement, discuter ici, mais qui nous paraît, par plus d'un côté, séduisante et ingénieuse. S'il est vrai que le succès des médications révèle (selon l'antique adage hippocratique) la véritable nature des maladies, on ne peut hésiter à affirmer la valeur des conceptions du docteur Libermann, — d'après les résultats sincères du traitement qu'il inflige à la phtisie pulmonaire ainsi comprise !

Ce traitement consiste surtout à électriser, matin et soir, par courants continus et suivant certaines règles, les nerfs pneumogastriques droit et gauche. Pratiquée au début de la maladie, cette *voltaïsation* donne, paraît-il, les résultats curatifs les plus imprévus, consignés dans un grand nombre d'observations. Le traitement électrique de la phtisie a d'ailleurs été (si notre mémoire est fidèle) déclaré déjà très utile par d'autres observateurs, le docteur René Serrand et le docteur Danion, entre autres...

A une période avancée du mal, l'électricité, impuissante, devra être remplacée par l'hydrothérapie scientifique, qui, loin d'être (comme le croient certains praticiens timorés) contre-indiquée, augmente le poids et la vigueur des malades, modifie la toux, décongestionne les poumons, arrête les crachements de sang, tarit les sueurs nocturnes, tempère la fièvre, réveille l'appétit, etc...

A l'intérieur, on prescrit l'huile de foie de morue créosotée, le vin de coca, le phosphate de chaux, le lait cru, la viande grillée, les œufs à peine cuits... La médication interne varie, du reste, indéfiniment, avec les formes morbides elles-mêmes, si variables, de la phtisie.

De ses études, faites durant la campagne du Mexique, le docteur Libermann a rapporté aussi une croyance invincible dans l'heureuse influence qu'exercent les altitudes sur la santé des tuberculeux. Quand la pression atmosphérique diminue, les combustions organiques deviennent plus normales et plus régulières, et l'on voit cette dénutrition, parfois effrayante, des poitrinaires, s'enrayer très rapidement sous la bienfaisante action de l'air des hauteurs. Il faut (pour obtenir ces favorables résultats) que l'altitude soit supérieure à 1,500 mètres.

Pour prévenir la phtisie, nous devrons donc, d'après la nouvelle théorie, nous efforcer, tout d'abord, d'éviter la congestion et l'inflammation consécutive des pneumò-gastriques. Pour cela, il nous faut endurcir au froid la région du cou, habituer les enfants à la douche en pluie quotidienne et aux lotions froides avec une éponge promenée dans toute la région cervicale; il faut, enfin, proscrire les cache-nez, les cravates, les cols de fourrure et même ces *boas* féminins, dont nous subissons en ce moment la mode bien disgracieuse... Graves, l'illustre clinicien de Dublin, renvoyait, dit-on, impitoyablement, de son service tout élève en médecine porteur de cache-nez, — disant que c'était là la négation de la plus élémentaire hygiène, et l'abonnement obligatoire à la bronchite et aux maladies catarrhales... Ce grand homme pensait, avec Morton, que la phtisie n'est pas plus héréditaire « que les lunettes ou la canne de l'ancêtre », et pas plus contagieuse que le coryza ou l'asthme : et n'a-t-on pas trouvé récemment, en Allemagne, des micro-organismes particuliers à ces deux dernières maladies ?

L'hérédité s'accommode assez malaisément, d'ailleurs, avec les théories contagionnistes de la phtisie. Elle confère une vulnérabilité qu'il est possible de modifier, disent ceux qui, comme nous, croient peu à la contagiosité des tubercules. S'il est vrai que le mal soit inoculable dans des expériences de laboratoire, il ne s'ensuit pas qu'on doive considérer les poitrinaires comme des pestiférés, sous le fallacieux prétexte qu'on transmet la phtisie à certaines espèces animales.

*
* *

A peu près tout le monde reconnaît aujourd'hui aux climats d'altitude une véritable influence curative de la phtisie.

Toutefois, chez les nerveux, les rhumatisants, les vieillards, les *congestifs* et les poitrinaires à lésions trop avancées, l'emploi de ces climats est contre-indiqué, à cause de l'excitation circulatoire, trop vive, qu'ils déterminent. A notre avis, il faut surtout, avant d'envoyer un phtisique dans les montagnes, se livrer à une auscultation minutieuse du cœur et des gros vaisseaux, et connaître, à fond, les antécédents morbides du sujet. En Europe, c'est l'Engadine ; en Amérique, ce sont les Andes, qui présentent les meilleurs *sanatoria* d'altitudes pour tuberculeux.

Il ne faut point, du reste, exalter la valeur, incontestable, du climat des altitudes, — au point de proposer (comme l'a fait, sans sourciller, le docteur Riera), des hôpitaux aériens dans des aérostats captifs. Abandonnons cette méthode à notre bon Jules Verne, et revenons sur la terre.

L'air des montagnes facilite la gymnastique pulmonaire : en augmentant automatiquement la capacité thoracique, il accélère l'action du cœur et ventile, par un courant atmosphérique sec, impropre aux cultures microbiennes, les voies respiratoires. Il ne présente guère de variations météoriques ou anémométriques violentes ; la luminosité solaire y est intense et pure ; l'électricité et l'ozonogénèse y sont constantes. Il n'est pas jusqu'au froid lui-même, habituel aux altitudes, qui n'exerce une action tonique, stimulante et révulsive, capable d'activer la nutrition *totius substantiœ*. Mais vous remarquerez que toutes ces conditions s'adressent plutôt à la prédisposition tuberculeuse (ou à la première période de la maladie) qu'aux phénomènes trop complexes de la phtisie confirmée.

Les voyages en mer sont, nous l'avons dit, populaires chez nos voisins les Anglais. Le docteur Golouboff leur substitue, avec succès, les voyages sur les grands fleuves (Nil, Volga) dont l'action sédative est précieuse (nous le comprenons) chez les Russes, communément empreints d'un nervosisme si marqué.

*
* *

En vue d'une saine gymnastique respiratoire, le phtisique doit être, progressivement, entraîné à la marche et aux exercices d'ascension ; s'il est trop faible, on commencera par augmenter sa nutrition musculaire par les pratiques du massage, qui agissent comme une sorte d'exercice passif. Pour endurcir la peau des malades aux variations thermiques et la cuirasser contre les vicissitudes de l'atmosphère, on soumet les phtisiques à de sérieuses frictions, d'abord sèches, au gant de crin, puis alcooliques, à la brosse de flanelle. Lorsque, par ces moyens, la vitalité organique s'est exhaussée et la résistance générale accrue, on a alors recours, avec grands avantages, aux pratiques de l'hydrothérapie scientifique. Enfin, pour discipliner, en quelque sorte, leur toux, les phtisiques doivent apprendre à respirer par le nez et savoir résister, le plus possible, aux chatouillants besoins de tousser.

Enfin, il est très important d'exciter, par des frictions et par l'hydrothérapie bien conduite, l'actif fonctionnement de la peau. On éteindra ainsi cette funeste prédisposition aux sueurs et cette extrême sensibilité aux courants d'air, qui sont les deux grandes causes de bronchites intercurrentes, sournoises entreteneuses du mauvais état des voies aériennes. D'ailleurs, n'est-ce point par le moyen de la peau, que nous possédons la meilleure action directrice et calmante sur le système nerveux, qui tient les rênes de l'organisme animal et recèle ainsi une influence phtisiogène indéniable?

Un poitrinaire quittant la campagne pour se fixer à la ville, peut être considéré comme perdu : inversement, beaucoup de malades qui ont su, de bonne heure, renoncer au séjour empoisonné des villes, ont vu leur phtisie s'arrêter et se guérir. Nos confrères de la campagne peuvent donc jouer un rôle sanitaire important, s'ils cherchent à interdire l'émigration urbaine à tous les organismes suspects. Nous ajouterons que nos confrères de la ville devraient aussi, alors qu'il en est temps encore, insister sur le départ des phtisiques à la campagne, plutôt que de s'obstiner dans un traitement presque toujours inefficace, parce qu'il manque de la médication antituberculeuse par excellence qui est la cure d'air, d'air pur, oxygéné, vital, que le malade doit respirer à profusion, afin de balayer, en quelque sorte, les lésions pulmonaires, d'exciter la torpeur fonctionnelle du thorax, de vivifier enfin les parties « nécrosées » ou mortes, des tissus respiratoires. C'est par la pureté relative de l'air atmosphérique, ce pain de la respiration, que l'on voit des phtisiques, même avancés, guérir sur la mer ou dans la montagne. La continuité d'un air pur décuple l'appétit, enrichit le globule sanguin et permet la suralimentation, cette solide ancre de salut des tuberculeux.

A vrai dire, le traitement par l'air peut s'appliquer partout, même dans les villes, en laissant, nuit et jour, le malade avec les fenêtres ouvertes. C'est là une pratique absolument sans danger, à condition que le sujet soit convenablement couvert. Naguère, on avait le grand tort de préconiser, pour les phtisiques, la chaleur, qui leur est souverainement contraire. Aujourd'hui, il est démontré que le point capital est de ne pas laisser *mijoter* le malade, calfeutré dans un espace clos, obligé de respirer un air cent fois ruminé et voué ainsi aux graves périls de l'inanition pulmonaire. L'installation de *vitres perforées*, ou mieux d'une *toile à voile*, s'appliquant sur les vitrages supérieurs des fenêtres, est celle qui répond le mieux aux *desiderata* de la chambre à coucher du tuberculeux. Aux lieu et place d'un milieu atmosphérique nuisible, dangereux, toxique, vous substituez ainsi un air frais, agréable, purifié, vraiment curatif.

D'après les observations de M. de Brun en Syrie et de M. Piot, en Egypte, l'impaludisme (fièvres intermittentes) paraîtrait conférer au point de vue de la phtisie pulmonaire une sérieuse immunité. Dans ces pays, les riches, qui offrent peu de proie à la malaria, fournissent à la phtisie de nombreuses victimes. C'est le contraire pour les pauvres. Cela tient surtout aux conditions de la vie en plein air, qui facilite singulièrement l'impaludisme, tandis qu'elle rend le poumon jusqu'à un certain point réfractaire à l'invasion tuberculeuse. Rien n'est intéressant et convaincant à cet égard, comme la statistique de M. de Brun, médecin français à Beyrouth : basée sur plus de 7,000 malades, elle vient corroborer ce que nous savions déjà sur les effets de l'inanition respiratoire. Si notre époque compte tant d'invalides des poumons, cela tient en grande partie, croyons-nous, à la terreur des courants d'air... Mieux valent cent fois ces derniers, pourtant, que la respiration continue de l'atmosphère méphitique pollué déjà par nous et nos semblables !

*
* *

C'est ce qu'a parfaitement compris dans ces dernières années un médecin allemand, auteur d'une méthode entièrement basée sur l'hygiène, le docteur Dettweiler, de Falkenstein, dont nous avons véritablement observé un certain nombre de cures merveilleuses. Voici le résumé de cette méthode :

Avant de sortir du lit, tout malade est frotté, soit avec un linge sec, soit avec de l'alcool, selon son état ; les phtisiques fiévreux sont, eux-mêmes, frottés à sec, pour le bon fonctionnement de la peau ainsi excitée ; les plus forts se rendent à la douche. A huit heures, il faut descendre en plein air, et y prendre son premier déjeuner, café au lait, thé, chocolat, avec beaucoup de crème et beaucoup de beurre. Le malade s'étend ensuite sur une chaise longue, qu'il quitte, de temps à autre, pour une promenade de dix à quinze minutes, renouvelée cinq ou six fois dans la matinée. Il lui est ordonné de marcher lentement, sur une pente douce, les épaules écartées, et de faire, tous les quarts d'heure, une huitaine d'inspirations successives par le nez, larges et profondes, jusqu'à complet développement de l'amplitude de la cage thoracique : cette gymnastique pulmonaire, excellente pour déplisser le tissu alvéolaire des bronches, est également pratiquée par le malade dans la station horizontale. A dix heures, une tasse de lait, bue à petits coups. A une heure, dîner confortable, avec vin blanc et rouge comme boisson. Après le repas, café et cognac pris en plein air, sur la chaise longue, où le malade est étendu dans un repos complet, interrompu seulement, comme le matin, par quelques promenades. A quatre heures, une tasse de lait ; à sept heures, souper composé de viandes froides variées, jambon, filet et poulet froid, etc.; la soirée se termine au dehors, jusqu'à neuf ou dix heures, suivant la saison. Le malade remonte alors dans sa chambre, dont les fenêtres sont restées grandes ouvertes toute la journée. La chambre n'a ni tapis, ni rideaux ; les portes et fenêtres joignent mal : un store léger tamise l'air qui va pénétrer, toute la nuit, par la croisée à moitié ouverte. C'est ainsi que l'on aguerrit un phtisique contre les refroidissements. Il faut aussi lui éviter tout ce qui peut le faire transpirer : s'il est en sueur, on le frotte et on le sèche aussitôt. Le phtisique doit résister au chatouillement de la gorge qui provoque le besoin de tousser : il ne doit pas cracher dans son mouchoir; il ne doit pas tousser plus de trois fois sans que l'expectoration suive, etc., etc.

La méthode que nous venons de résumer donne,

paraît-il, 27 pour 100 de guérisons chez les phtisiques confirmés. Appliquée depuis douze ans, dans un *sanatorium* spécial, installé d'une manière modèle par de riches Francfortois, elle s'appuie, on le voit, sur le séjour constant au grand air, la gymnastique pulmonaire, le repos et l'alimentation abondante. Le médecin règne en maître absolu ; les malades, auxquels il a révélé la vérité à peu près tout entière sur leur situation, séjournent cinq mois dans l'établissement, où ils apprennent l'hygiène qui doit, sous peine de mort, devenir la règle ultérieure de toute leur existence. Ne ferions-nous point sagement d'imiter les pratiques si rationnelles de nos voisins, au lieu de placer toute notre confiance dans les drogues, répugnantes et le plus souvent inactives, de la pharmacopée contemporaine qui gouverne actuellement l'univers?

** * **

Que faut-il penser, au juste, de l'air du midi, dans le traitement de la tuberculose? Lindsay appprécie d'une manière fort juste, quoique sévère, nos localités méditerranéennes, lorsqu'il assigne à la Riviera la fin de l'automne et le commencement de l'hiver comme les époques les plus favorables à la cure de la tuberculose, réservant aux côtes de l'Algérie la mission de compléter et de parfaire la cure hivernale.

Dans les phtisies au début, il faut, d'abord, songer au climat d'altitude, si le malade est robuste et bien constitué; aux voyages en mer, s'il est délicat, anémique et dépourvu d'appétit. Le climat océanien et les stations marines humides conviennent surtout, par leur action sédative, aux formes aiguës et fébriles. Dans les pleurésies chroniques et les phtisies à formes fibreuses (*sclérose* des auteurs français), les stations marines sèches ou les plaines intérieures donnent les meilleurs résultats. Enfin, dans les formes catarrhales et laryngées, il faut le climat marin humide, dont Madère constitue le type le plus parfait peut-être.

Il est évident que, lorsque le climat guérit un phtisique, ce n'est pas par son action curative *seule :* c'est aussi par le changement du genre de vie, des habitudes et de l'hygiène défectueuse qui poussaient le malade à la tuberculisation et à la mort. Ce qui est surtout important, dans la cure climatérique, c'est de la formuler, sans retard, dès les premiers symptômes morbides, et de réclamer au malade, sans hésitation, tous les sacrifices matériels possibles, avant qu'*il ne soit trop tard*, avant que la dégradation constitutionnelle n'ait annihilé tout espoir de guérison et condamné, d'avance, à l'insuccès les tentatives les plus rationnelles de l'hygiène et de la médecine scientifique! Il faut, pour cela, assurer le poitrinaire, et surtout son entourage, contre le désespoir et le découragement. Non seulement la phtisie n'est point un mal incurable, mais encore sa guérison paraît être assez fréquente.

La preuve anatomique de cette guérison est donnée, en ces termes, par l'un de nos plus savants professeurs en médecine : « Sur l'ensemble des individus ayant dépassé trente-cinq ans, *et morts de mort violente*, dont il a autopsié les corps, M. Brouardel a trouvé des lésions tuberculeuses, actuelles ou cicatrisées, chez 75 pour 100, c'est-à-dire que les trois quarts des adultes sont ou ont été tuberculeux. Or, la statistique nous prouve que le quart des adultes succombe à la phtisie. Il faut donc conclure que les deux tiers des tuberculeux ne meurent pas de tuberculose, qu'ils guérissent. »

Le grand anatomiste Cruveilhier, comparant, il y a longtemps déjà, le cancer avec le tubercule, écrivait cette phrase : « Le cancer est incurable parce que nous ne pouvons le faire naître à volonté, tandis que le tubercule, que nous pouvons produire dans certaines circonstances données, est parfaitement curable » (1).

(1) Voir : *L'Hygiène des riches*, par le docteur Monin : le cancer.

CHAPITRE XX

LA FIÈVRE TYPHOÏDE

.L'automne constitue la saison éminemment favorable aux ravages de cette maladie, dans les villes, où le *milieu humain* réalise l'indispensable condition de son développement. A Paris, la recrudescence automnale de l'endémie typhique est très probablement due, pour une grande part, à la rentrée des Parisiens, qui ont perdu, dans leur temps de villégiature, les immunités de l'assuétude : par l'agglomération de leurs retours en masse, les Parisiens refont, en quelque sorte, une manière de constitution épidémique *artificielle* à la grande ville.

L'encombrement, le *miasme humain*, sont, en effet, les causes les plus générales du mal. Son origine fécale est un fait plus particulièrement acquis à la science par les travaux de Jules Guérin et de Murchison. Le sol de certains quartiers des villes nous apparaît comme infiltré de ces matières excrémentitielles infectieuses, qui recèlent fréquemment des germes typhiques, susceptibles de fermenter lorsque surviennent certaines conditions atmosphériques, météoriques ou autres, favorables à cette fermentation.

Mais c'est, assurément, l'eau de boisson qui constitue le principal vecteur du germe typhique. Que ce germe puisse se rencontrer dans le sol, voler parmi les poussières sèches de l'atmosphère, souiller les rainures de nos planchers, entrer dans nos vêtements, toutes ces conditions doivent assurément se rencontrer et ont été signalées, du reste, par des observations dignes de foi. Il n'en est pas moins vrai que la maladie pénètre surtout par le moyen des eaux d'alimentation. Du reste, bien avant la découverte du microbe prétendu *pathogène* de la fièvre typhoïde, les auteurs étaient loin de méconnaître la haute importance de la souillure des eaux, pour la genèse des épidémies typhiques, à Paris et ailleurs !

Nos lecteurs savent, toutefois, qu'il faut bien se garder de subordonner tout aux microbes et aux bactéries, qui sont bien plus souvent des effets que des causes. Ils considéreront surtout, avec nous, le terrain morbide d'évolution familier à la fièvre typhoïde. Ils constateront ainsi que le surmenage, l'action prolongée des fatigues physiques et des

émotions morales, la jeunesse, la misère, la malpropreté, les passions dépressives, le non acclimate-
ment, etc., jouent le rôle le plus important, dans
l'apparition et dans la gravité symptomatique de la
maladie. Tous les jours, nos confrères de l'armée
nous signalent les plus probants exemples de cette
causalité complexe : leur sphère d'observations est
d'autant plus étendue, que la fièvre typhoïde constitue, on le sait, plus du tiers de la mortalité militaire en temps de paix.

Cette mortalité s'atténuera, sans doute, avec la
filtration des eaux, l'amélioration des latrines, la
plus grande propreté de la caserne et du soldat :
mais la verrons-nous jamais réduite à zéro? Cela
est bien douteux : car journellement on voit surgir,
çà et là, des cas de fièvre typhoïde, dans des milieux
absolument et irréprochablement hygiéniques, sans
que l'on puisse découvrir la fissure de pénétration
du fameux microbe, plus malin, sans doute, que
ceux qui le pourchassent !

Ce n'est pas une raison pour dédaigner les mesures préventives que nous dictent les progrès de
médecine publique. Nous devons chercher, en dé-
truisant dans les déjections des malades les germes
suspects, à stériliser ainsi les sources du mal. On y
arrive sûrement avec l'acide sulfurique coupé de
moitié d'eau. En outre, il faut désinfecter à l'étuve
les linges, matelas, couvertures et vêtements ayant
servi aux malades ; laver les planchers avec une

solution de sublimé ; neutraliser, par le chlorure de zinc, les émanations des latrines, des égouts, des tuyaux d'évent.

La clef de la prophylaxie rationnelle est une eau irréprochable, distribuée en abondance ; toute eau douteuse devra être filtrée, ou mieux bouillie. Mais une bonne eau potable est le premier luxe d'une cité : *aquæ condunt urbes*, dit le vieil adage romain. C'est grâce à une sage distribution de cet aliment primordial que la mortalité typhique est descendue, à Munich, de 25 à 2 pour 1,000, et à Naples, de 20 à 4. Il est bien certain que, lorsque toutes les maisons de Paris seront dotées d'une eau salubre, la fièvre typhoïde ne trouvera plus moyen d'y causer ses 1,800 victimes annuelles...

Le devoir des municipalités, en temps d'épidémie typhoïde, est de faire disparaître, dans la mesure du possible, toutes les insalubrités saillantes, en veillant surtout sur les parties encombrées d'un organisme urbain : hôtels, garnis ouvriers, prisons, casernes, collèges, orphelinats, hôpitaux, etc... On assurera la stricte exécution des règlements sanitaires concernant les abattoirs, les boucheries et poissonneries, les vidanges et les égouts, la propreté de la ville et de la maison, les grands travaux de terrassement, etc. On inspectera avec plus de soin que de coutume la qualité des aliments et celle des boissons. Enfin, l'on devra s'efforcer d'isoler, le plus possible, les individus atteints et d'assurer aux fébricitants la meilleure hygiène hospitalière (chambre bien aérée, fréquents changements de draps et même de lit ; propreté extrême du malade, interdiction des salles contaminées, surtout aux jeunes gens). Les chambres ayant été habitées par des typhiques devront être, d'abord, entièrement débarrassées de tout leur mobilier, puis hermétiquement fermées durant quarante-huit heures et désinfectées, pendant ce temps, par le gaz acide sulfureux : un kilog. de fleur de soufre en combustion suffit, le plus ordinairement, à cet effet. La chambre ayant été rouverte pendant deux jours peut être alors habitée sans crainte.

Si minutieuses, si onéreuses qu'elles puissent être, les précautions prophylactiques constituent encore la plus logique de toutes les économies. On s'en convaincra aisément, en réfléchissant que l'épidémie typhique de 1882 a coûté à la Ville de Paris, outre 3,276 morts, un capital de près de 24 millions : chiffres que nous empruntons aux statistiques les plus optimistes. Si gouverner égale prévoir, il est constant que la prophylaxie antiépidémique est le premier devoir d'une République de progrès...

CHAPITRE XXI

L'INFLUENZA OU GRIPPE

Tout le monde connaît aujourd'hui le monstre, qui a fait, dans ces derniers temps encore, une invasion pandémique mémorable. Si, en décembre 1889, l'on a pu hésiter, au début, sur la nature de la maladie, cela tient surtout à ce que la grippe apparaît rarement dans nos climats avec une intensité semblable : la dernière épidémie qui frappa antérieurement Paris, d'une façon sérieuse, en 1853, n'était pas, elle-même, aussi généralisée. Quant au mot *influenza*, qui vient de se populariser comme synonyme, il y a longtemps qu'il est utilisé dans le langage médical : c'est un vieux mot français, qui nous revient avec une désinence latine. Nous lui préférons, toutefois, le mot *grippe*, qui vient de l'ancien français *gripper* ou *agripper*, ce qui veut dire *attaquer brutalement*.

La brusquerie de l'attaque de grippe est, en effet, l'un des caractères de ce mal bizarre, qui surprend au milieu de la plus parfaite santé : on a vu des malades soudainement atteints en marchant au milieu de la rue. Après quelques frissonnements, surviennent une extrême lassitude générale, un malaise indéfinissable, avec abattement, prostration des forces, mal de tête, vertiges et tendance à la syncope. Les membres éprouvent des douleurs contusives : la région lombaire est parfois atrocement sensible. Le sujet a la langue sale, la gorge sèche et douloureuse, le ventre gonflé, la rate grosse ; les muscles du cou sont souvent atteints de torticolis, et la chaleur fébrile est des plus marquées. L'élément catarrhal (qui n'est pas toujours aussi développé que l'on se le figure) se manifeste par un enchiffrénement des fosses nasales, avec saignements de nez et bouffées de chaleur à la face, de l'enrouement, une toux quinteuse et fatigante, avec une oppression parfois très vive. Il se fait aussi, sur la peau, une éruption discrète, favorisée, en ces temps derniers, par l'étrange abus que l'on a fait de l'antipyrine, médicament allemand qui est loin de mériter la vogue dont il jouit cependant auprès du grand public et même des médecins.

La grippe s'enraye, rapidement, par le repos dans une chambre chaude, les tisanes pectorales, un purgatif ou un vomitif, si l'embarras gastrique est intense. Dans les formes accentuées, la poudre de

Dower et la quinine, l'aconit et le chloral sont les meilleurs médicaments. Les sinapismes et les ventouses sèches ont raison de l'oppression. N'oublions pas, non plus, les toniques, surtout chez les vieillards et les débilités ; le café et le thé alcoolisés, le bouillon et le vin de quinquina leur sont indispensables.

Nous avons beau chercher : nous ne trouvons rien, absolument rien d'insolite, dans l'influenza actuelle, rien qui n'ait été déjà signalé et décrit à l'actif des épidémies grippales antérieures. C'est bien le *dando*, le *tac*, le *horion*, des quatorzième et quinzième siècles ; la *synoque catarrhale* de 1730, la *follette*, le *petit courrier*, la *petite poste* de 1762 ; la *grenade*, la *générale*, la *coquette* de 1779 ; l'*influenza* de 1837...

Un mot, à cet égard. Trousseau, à Paris, et Gubian, à Lyon, reconnaissaient que l'épidémie de 1837 avait présenté deux périodes distinctes : l'une, simple et légère, le *follette* de nos pères, disaient-ils ; l'autre, plus intense, *énervante et recrudescente*, diversement compliquée de pneumonies, pleurésies, névralgies, fièvre violente, etc. A la même époque, le docteur Girelli, de Brescia, observant la soudaineté et la vivacité de la pandémie régnante « qui atteint, disait-il, tous les coins et recoins de l'organisme », considère l'influenza comme une inflammation superficielle, spécifique, des séreuses du péritoine, des méninges, des aponévroses musculaires, ainsi que des muqueuses naso-pharangée et trachéo-bronchique. On ne saurait l'envisager autrement en 1892 : quelques autopsies sont, d'ailleurs, venues le prouver.

Les éruptions (qui avaient fait croire, en 1889, à la dengue), ont été signalées maintes fois, et surtout dans la grippe de 1776. Les pneumonies bâtardes, typhoïdes ou infectieuses, furent notées comme très fréquentes en 1779, 1837 et dernièrement en 1886, à Paris : Valleriola les décrit dès 1557 ; et l'épidémiologiste Baillou, — un Parisien dont la statue manque aux niches de notre Hôtel de Ville, — leur consacre une remarquable étude en 1570-71. La pneumonie est-elle une manifestation de la grippe où l'une de ses complications? Ni l'une ni l'autre, croyons-nous : nous pensons que la grippe se borne à faire le lit à la pneumonie, chez les sujets prédisposés.

Quant à la généralisation épidémique, nous en avons cité des exemples frappants. Rappelons encore que, en 1847, l'univers entier fut frappé en quelques mois. En 1850, toute l'Espagne subit la grippe *le même jour*, les riches comme les pauvres ; aucune classe sociale ne fut épargnée, dit Hermandez.

Depuis Hippocrate, on sait que ce sont les vents d'Est qui coïncident habituellement avec les constitutions épidémiques catarrhales : ce fait d'observation a été corroboré surtout par Jean Huxam, l'auteur anglais de l'une des meilleures descriptions de la grippe au siècle dernier.

La grippe est un mal de toutes les saisons et de toutes les localités, qui frappe les matelots au milieu de l'Océan, les oiseaux dans l'air, les chevaux à l'écurie, comme les chats au coin du feu. On sait que l'épidémie est favorisée par l'humidité, et qu'elle est arrêtée par le froid sec et vif. Mais on est loin d'avoir déterminé encore les véritables influences cosmiques, météoriques et telluriques qui président à son installation. On sait aussi, toutefois, que la grippe coïncide souvent avec un excès d'ozone dans l'atmosphère, et qu'elle précède parfois l'arrivée du choléra.

C'est, pour nous, la manifestation de 1837 qui se rapproche le plus étrangement de celle que nous venons de subir. En relisant la remarquable relation de Sandras et Landouzy *Sur la grippe observée à l'Hôtel-Dieu en janvier et février* 1837, nous avons été frappé de cette analogie. Rareté ou absence des maladies, plusieurs mois avant l'épidémie : l'état sanitaire était parfait, lorsqu'au commencement de 1837, les billets des entrants à l'hôpital commencent à porter : *douleurs, courbatures, fièvre catarrhale.* Le même fait se présente en 1889 ; la modération extrême de la mortalité pendant toute l'Exposition dépassa les prévisions les plus optimistes : pharmaciens et médecins de la capitale trouvaient même que cette *épidémie de santé* leur faisait trop de loisirs. En quelques jours, à partir du 10 décembre, les hôpitaux sont encombrés : de même en 1837, jamais

même aux jours tristement mémorables du choléra
de 1832) on n'avait vu tant de malades. Médecins,
nfirmiers, religieuses, employés, collégiens, élèves
des écoles, tout le monde fut attaqué à la fois...

Voici les symptômes les plus saillants notés par
Sandras en 1837 : extrême lassitude, brisement des
membres, céphalée violente, vomissements, tendance aux syncopes. Les malades disent qu'il leur
semble qu'on leur a donné des coups de bâton. La
plupart, incapables de se soutenir sur leurs jambes
presque paralysées, sont forcés de se faire transporter sur des brancards. Leur physionomie exprime
la stupeur : ils se plaignent de la perte totale de
l'appétit et du sommeil; ils souffrent de points de
côté et de crampes dans les muscles. Quant à la
forme abdominale de la grippe, elle est la plus rare.
La phtisie est ordinairement, mais non toujours,
aggravée par l'influenza. On le voit : l'esquisse morbide est la même, il y a cinquante-cinq ans, qu'actuellement.

Ce n'est point d'hier, non plus, que l'on a noté la
lenteur de la convalescence et les difficultés de déter-
miner la date exacte de la guérison. Écoutez la chronique de 1411 : « Depuis que l'apétit du manger fust
aux personnes revenu, si fust-il, plus de six semaines
après, qu'en fust actement guéry. »

Hygiéniquement soignée, la grippe a un pronostic
des plus bénins et une durée des plus courtes, chez
les sujets bien portants. Mais elle peut entraîner des

conséquences graves, lorsqu'elle s'attaque à un sujet qui souffre déjà d'affections du cœur ou des poumons. Toutefois, le professeur Sée affirme, avec les cliniciens allemands, que les phtisiques supportent assez bien la maladie : c'est ce que nous avons pu remarquer aussi nous-même. Les grippés qui meurent sont des cardiaques, des asthmatiques, des emphysémateux, des malades affligés de vieux catarrhes. C'est pourquoi la mortalité des vieillards est toujours quadruplée par l'épidémie grippale. Chez les vieillards, les bronches, le cœur et les gros vaisseaux n'ont plus leur intégrité anatomique normale : survient la grippe ; elle donne un coup de fouet à la maladie préexistante, qui ne tarde pas à entraîner l'asphyxie et la mort.

Si la grippe est bénigne, en tant que maladie, elle est grave épidémiquement, par la prodigieuse morbidité qu'elle détermine d'un seul coup. Vous avez vu, Parisiens mes frères, avec quelle rapidité le mal s'est propagé dans notre capitale, entravant, du jour au lendemain, tout le mécanisme organique de la vie de Paris, et jetant une perturbation extrême sur toutes nos relations sociales. Elle a fait de même à Pétersbourg, où, en moins de trois semaines, elle frappa plus de la moitié de la population, sans épargner le palais même du czar. En 1853, également, la grippe était loin de nous, — à Moscou ! Eh bien ! dans une vilaine nuit de janvier, elle trouva moyen de frapper, d'un seul coup, 50,000 Parisiens...

Ce ne peut être la contagion, qui soit capable de procéder de cette manière. Quand une maladie est contagieuse, elle frappe successivement les divers groupes de population. Une expansion pandémique aussi rapide ne s'explique que par un germe que l'air charrie. Originaire d'Asie, la grippe se répand, d'habitude, en Occident, par la Russie et la Pologne (certains étymologistes disent même que le mot grippe vient du polonais *krypka*, enrouement). Sans voiture ni vaisseau, elle traverse les terres et les mers, et, comme rapidité, il n'y a guère, suivant le mot de Léon Colin, que la lumière et l'électricité qui puissent lui être comparées. Les Allemands dépeignent d'un mot ce caractère : *blitzcatarrh*, le catarrhe-foudre. C'est, du reste, la rapidité de l'expansion épidémique qui nous rend compte de la bénignité et de la courte durée de l'influenza dans une région.

La grippe débute fréquemment par des vomissements bilieux et des poussées névralgiques faciales extrêmement pénibles ; la toux et les douleurs des reins et des muscles n'arrivent qu'ensuite. On observe aussi très nettement les rémissions et les rechutes qui faisaient dire à Stoll que l'influenza est une *maladie à reprises*. Nous avons entendu des malades nous dire qu'ils en étaient à leur troisième et quatrième attaque. Il n'est pas rare d'observer, dans ces cas, plusieurs localisations distinctes : en quelques jours, le sujet a éprouvé une névralgie violente et subite, un catarrhe nasobronchique très marqué, un embarras gastrique bilieux prononcé, avec vomissements et constipation opiniâtre...

Mais, au total, ce qui frappe le plus tout observateur consciencieux, c'est la bénignité habituelle de la maladie. Quand la grippe évolue sur un terrain de bonne qualité, elle se comporte, assurément, comme une maladie douloureuse, mais insignifiante comme conséquences et surtout comme durée. Au contraire, les sujets délicats voient considérablement avancer l'heure de leur mort. La congestion et les hémorragies pulmonaires entraînent le départ précoce d'un grand nombre de vieux tousseurs.

On a signalé quelques complications possibles du côté des oreilles ; mais nous croyons que la grippe n'y est pour rien, et que seul, ici, le coryza se trouve en cause, transmettant à l'oreille moyenne l'inflammation de la muqueuse nasale. La plupart des *otites moyennes* ont pour origine un rhume de cerveau. Mais il n'est pas nécessaire, pour cela, que ce rhume de cerveau vienne de la grippe. Quoi qu'il en soit, nous devons (comme pour la rougeole) recommander à nos lecteurs de ne point négliger les complications qui peuvent survenir du côté de l'ouïe.

Pour combattre le mal de tête, souvent atroce, que produit l'influenza, nous employons avec succès un cachet composé de 30 centigrammes de rhubarbe, 10 de sulfate de quinine et 10 de poudre de fèves saint Ignace : prise trois fois par jour, cette médication a l'avantage de rétablir l'appétit, de secouer l'organisme et d'empêcher la prostration, qui est si marquée dans le cours de l'influenza. Pour apaiser la soif et faciliter la sudation, nous conseillons, comme tisane, du thé au rhum, additionné, par tasse, d'une cuiller à café de sirop diacode.

*
* *

Ce qu'il faut voir, à côté de la banale influenza, c'est la constitution médicale atmosphérique ou météorique régnante, qui aggrave toutes les affections respiratoires coexistantes. De même qu'aux jours des épidémies de choléra, nous voyons la Mort liquider tout un vieux stock d'alcooliques, de tuberculeux, de sujets affaiblis et de malades chroniques, dont l'intestin se trouvait en état *minoris résistentiæ*, de même l'épidémie de grippe avance la fin d'un grand nombre de catarrheux, de paralytiques, de diabétiques, d'albuminuriques, de cardiaques, de sujets débilités ou cachectiques, de vieillards enfin, dont les poumons, le cœur et les gros vaisseaux n'offrent plus un état de résistance suffisante à la maladie, mais fournissent un sol favorable à ses complications.

De plus, la constitution épidémique qui produit la grippe produit également la pneumonie et les fluxions de poitrine, non comme complications ou épiphénomènes de l'influenza, mais même comme maladies primitives. Elles revêtent, ces pneumonies, une malignité bien plus marquée que d'habitude et se mélangent de symptômes typhoïdes (*infectieux*, suivant le vocable à la mode) qui les rendent fréquemment mortelles. Un grand nombre de malades ont succombé de cette manière, dans la dernière épidémie, avec une élévation exessive de la température et des accidents de suffocation et d'asphyxie rapides. Dans ces cas, la saignée (à laquelle on avait déjà, à tort, renoncé, lorsque les théories microbiennes vinrent lui porter le dernier coup), la saignée, disons-nous, rend les plus remarquables services. Au contraire, les vomitifs, les purgatifs et la fameuse antipyrine, augmentent la faiblesse générale et l'état adynamique. Quant aux vésicatoires, avant qu'ils aient eu le temps de manifester leurs effets, la pneumonie a pu déjà terminer son cycle funeste : car son évolution est souvent des plus rapides.

Les enfants et surtout les nouveau-nés sont assez souvent épargnés par l'épidémie grippale, et la mortalité, jusqu'à quinze ans, n'en est pas augmentée : d'autres fois, c'est le contraire. Nous avons vu, en 1882, une forme de grippe qui ne s'attaquait qu'aux enfants et respectait les adultes : le mal est fréquemment funeste dans l'enfance, par suite de la dépression excessive des forces, de la ruine absolue de l'appétit et surtout de la complication broncho-capillaire dite *catarrhe suffocant*. Lorsque la grippe s'attaque à un enfant, il faut bien savoir que le séjour au lit s'impose alors d'une façon plus impérieuse encore que pour un adulte.

On peut trouver aussi, dans les observations de nos ancêtres en médecine, d'utiles conseils, relativement au traitement de la grippe. Dès 1864, Carrière, remarquant l'analogie du mal avec la fièvre intermittente, recommande l'usage du sulfate de quinine. Les préparations de quinquina (quinine ou extrait mou) sont, en effet, non seulement les meilleurs remèdes curatifs, mais encore les plus utiles engins de prévention contre la fièvre catarrhale épidémique. Teissier a démontré aussi, dans un gros mémoire, que les préparations d'aconit (tout en ne répondant, évidemment pas, à toutes les indications d'une maladie aussi compliquée que la grippe) diminuent singulièrement cette sensation d'affaissement et de brisement général, qui dure parfois plusieurs semaines et même plusieurs mois. Quand l'expectoration est difficile, les médecins du temps de Louis-Philippe donnent une potion à l'acétate d'ammoniaque dans la tisane de polygala, ou bien un vomi-purgatif.

A propos de tisanes, Sandras remarque, en 1837, que tous les grippés qui, aussitôt le premier frisson, ont pu amener les sueurs, ont provoqué ainsi l'avortement de la maladie. Parmi les sudorifiques le plus en faveur, la fleur de sureau et l'eupatorium perfoliatum, produisent de véritables merveilles.

Aujourd'hui, la médecine est tout entière aux antiseptiques et aux anti-thermiques, dont la blonde Allemagne inonde nos pharmacies : dût-on nous taxer de rétrograde, nous préférons à l'antipyrine la quinine; et nous croyons l'ipéca et l'opium plus indiqués, dans le traitement de la grippe, que toutes les préparations salicylées ou phéniquées extraites de la houille, à grand renfort de publicité prétendue scientifique.

On peut aussi recommander, sans danger, le traitement du docteur Alison, de Baccarat, qui conseille l'emploi du tanin à l'éther, 2 grammes par jour en trois cachets, pris après les repas. Cette médication abrège sensiblement la durée de la grippe et de sa convalescence.

* *
*

Voici, selon nous, le meilleur traitement général de la grippe. On commence par un vomitif énergique. Nous prescrivons ensuite, trois fois par jour, un cachet de dix centigrammes de quinine, cinq centigrammes de caféine et un milligramme d'arseniate de strychnine. En quelques jours, le mal est complètement enrayé. Parfois, il subsiste, pendant quelques jours, un peu d'enchiffrènement de la voix, une sorte d'enrouement, d'extinction vocale. Pour en triompher, nous conseillons alors les pulvérisations avec une infusion chaude concentrée de feuilles de coca, additionnée, par litre, de 10 grammes de chlorate de potasse.

Parfois aussi, on observe une convalescence bâtarde et traînante, entrecoupée d'asthénie physique, intellectuelle et morale très particulière. Le malade est indifférent à tout, *dégoûté de la vie*. Un vocable vulgaire exprime fort bien cet état spécial : il ne peut venir à bout de *remonter sur sa bête*. Dans ces cas, aux préparations de strychnine, il est bon d'adjoindre les préparations phosphorées. Celle qui nous a le mieux réussi peut se formuler de cette manière : vingt grammes d'hypophosphite de chaux, dans un litre de vin de quinquina bien préparé ; un verre à madère de ce mélange après chaque repas.

Il est d'autant plus important de bien guérir les attaques de grippe et de tremper solidement pour l'avenir l'organisme influenzé, que (bien loin de constituer une immunité ultérieure) une première atteinte prédispose plutôt à des rechutes, plus graves et plus difficiles à combattre que l'attaque primitive. Les partisans du microbe expliquent le fait, en admettant qu'il reste toujours dans l'organisme quelques *micrococcus* n'attendant qu'un « milieu de culture » favorable pour recommencer leurs évolutions. Il est vrai que les mêmes microbiens nous expliquent, d'une manière analogue, les mystères de l'immunité, par une sorte d'accoutumance, de vaccination ou d'atténuation de virus. Tout cela n'est point très clair; mais vous savez que nous ne nous chargeons jamais d'accorder entre eux les théoriciens, parce que nos lecteurs préfèrent, à bon droit, être maintenus sur le solide et utilitaire terrain de la pratique.

CHAPITRE XXII

DE LA SUETTE

La suette a été baptisée des noms de suette
anglaise, de suette *picarde* ou *des Picards, peste bri-*
tannique, etc... On la nomme habituellement suette
miliaire, parce qu'elle est caractérisée, d'une part,
par d'abondantes sueurs, et, d'autre part, par une
éruption cutanée dite *miliaire*, c'est-à-dire analogue
au grain du millet...

Cette fièvre éruptive est parfois précédée des prodromes ordinaires, communs à toutes les fièvres.
Mais, le plus souvent, elle se manifeste par une
invasion brusque. Le sujet est, soudainement,
inondé d'une sueur générale et continue, si copieuse
qu'elle traverse ses vêtements et même ses matelas,
de part en part, et peut être évaluée à plusieurs
litres par jour. Cette sueur exhale constamment une
senteur nauséeuse de vinaigre et de moisi, que

Lepecq de La Closture a justement comparée, au siècle dernier, à l'odeur désagréable de la paille fermentée et pourrie (1). Le contact de la peau du malade donne l'impression étrange et caractéristique d'un corps à la fois chaud, humide et savonneux. La langue est blanche, la soif vive, la constipation opiniâtre (par suite des pertes liquides considérables subies par l'organisme) : le malade éprouve, ordinairement, de l'angoisse respiratoire marquée et une cuisante difficulté d'uriner (par suite, également, de la concentration extrême de la sécrétion rénale). La fièvre affecte rarement le type continu et souvent les types intermittent, parfois même *rémittent* (surtout dans la forme pernicieuse de la maladie).

L'éruption miliaire apparaît sur toute la surface de la peau, discrète ou confluente, au bout du troisième ou du quatrième jour de l'invasion fébrile : le plus souvent, cette éruption est rouge ; parfois, elle est blanche, comme toutes les éruptions sudorales vulgaires. Dès que la miliaire est vive et fleurie, les sueurs ne tardent pas à s'atténuer, et la peau se desquame, ensuite, au bout de quelques jours, absolument comme dans la rougeole. La durée totale de la suette miliaire dépasse rarement une quinzaine de jours...

Mais les choses ne suivent pas toujours le cours

(1) Voir Dr E. Monin : *Les odeurs du corps humain.*

normal, et tous les auteurs recommandent aux praticiens la plus grande circonspection pronostique. Il est des épidémies très bénignes, il en est d'autres très graves ; ce qui nous impose la réserve. On voit, parfois, la mort survenir en quelques heures, au milieu des convulsions, du délire et du coma. D'autres fois, la suette miliaire manifeste nettement sa puissance pestilentielle par des complications graves, mortelles même, d'hémorragies, de pneumonies, de péricardites et de cystites aiguës... La profonde altération du sang et des tissus se révèle, d'ailleurs, constamment, par une putréfaction extrêmement rapide des cadavres.

La suette ne saurait être considérée comme une maladie contagieuse, inoculable. C'est un fléau morbide, autrefois endémique en certaines régions, mais actuellement épidémique et moins fréquemment grave. Les médecins de la génération de 1830 ont plusieurs fois constaté sa coïncidence avec les épidémies cholériques (que la suette précède, accompagne ou suit) ; ils en faisaient une sorte de *choléra sudoral*, en attribuant au choléra les caractères réciproques d'une *suette de l'intestin*. Beaucoup plus fréquente dans les campagnes que dans les villes, et presque inconnue dans les grands centres, la suette se développe, assez souvent, à la faveur d'une grande humidité. Elle semble probablement causée par un miasme tellurique, très analogue à celui qui donne la fièvre intermittente. Comme cette dernière, du reste, elle sévit dans les contrées marécageuses, à la suite des pluies et des brouillards prolongés, et à l'occasion de grands défrichements de terrains. Le mois de juin est son époque de prédilection. Elle ne respecte aucun âge, mais semble affectionner surtout les adultes, les nourrices et les femmes enceintes. Une première atteinte de suette, loin de conférer l'immunité, semble plutôt prédisposer aux récidives, comme cela existe pour les fièvres palustres, chacun le sait. Les plus célèbres épidémies ont sévi, au siècle dernier, en Picardie, de 1720 à 1770, d'où le surnom de *suette picarde ;* on en a signalé, ensuite, dans les Vosges, la Franche-Comté, l'île d'Oléron, etc. Les dernières manifestations vraiment graves furent celles de l'Hérault, en 1845 et du Poitou en 1888.

Puisque la suette se rattache à l'empoisonnement palustre, nous devons préconiser, comme moyens préventifs de cette maladie, les travaux d'assainissement du sol, le desséchement des marais, les améliorations hydrauliques, la canalisation, les cultures intensives, etc. Tous ces travaux coûtent cher, cela est vrai : mais comme nous l'avons dit dans notre opuscule sur les *Fièvres en Sologne* (1), nous dépensons annuellement, en sulfate de quinine, bien davantage que n'exigeraient chez nous, les réformes prophylactiques du sol ! Pour prévenir la suette, le gouvernement a également le devoir d'améliorer la

______

(1) Publication de la Société française d'hygiène.

condition sociale du paysan, de veiller plus étroitement à son hygiène individuelle et surtout à son alimentation : Bouchardat est, en effet, arrivé à attribuer, dans la genèse de cette maladie épidémique, une part importante aux boissons alimentaires de mauvaise qualité.

Le traitement proprement dit de la suette miliaire consistera à placer le malade dans un bon lit, peu couvert, bien aéré, et à lui éviter tout ce qui pourrait augmenter la sudation. On lui administrera des vomitifs (ipéca, principalement), des toniques (café, quinquina, sulfate de quinine, gouttes de perchlorure de fer). On pratiquera sur toute sa peau des affusions fraîches. Contre l'oppression, on appliquera des sinapismes ou un vésicatoire au creux de l'estomac. Comme médication particulière, le docteur Bouchut, se basant sur une prétendue immunité pour la suette, des mangeurs d'ail ou d'oignon, a préconisé l'administration interne de l'essence d'ail ou sulfure d'allyle. Nous lui préférerions l'atropine, dont l'action énergique contre les sueurs a surtout été mise en lumière par notre regretté Vulpian. Le praticien devra, enfin, surveiller attentivement la convalescence, parce qu'elle est souvent très longue, accompagnée d'un amaigrissement prononcé, et volontiers entrecoupée de rechutes fréquentes : ces rechutes sont, il est vrai, peu graves lorsqu'on les surveille, mais il importe précisément de les surveiller.

CHAPITRE XXIII

LE CHARBON

La maladie charbonneuse constitue peut-être le type le plus parfait des maladies infectieuses virulentes. On sait que le charbon règne à l'état épizootique, dans plusieurs provinces françaises et notamment dans la Beauce. Il existe également dans d'autres contrées de l'Europe, et surtout en Russie, où, de 1867 à 1870, dans le seul district de Novogorod, il a causé la perte de 528 habitants et de 50,000 têtes de bétail. Dans notre Beauce, si magistralement décrite par l'auteur de *la Terre*, certains pâturages dangereux sont classiquement désignés par les paysans sous le vocable de *champs maudits*.

La connaissance de la *bactéridie charbonneuse*, élément contagieux et inoculable de la maladie, date des travaux de Rayer et surtout de Davaine. Mais c'est surtout aux patientes expériences de

M. Pasteur qu'est due la découverte exacte des causes du charbon spontané. Ce sont les vers de terre (ainsi que l'a démontré nettement notre illustre chimiste) qui ramènent à la surface du sol les germes parasitaires préalablement enfouis. Leur inoculation se fait ensuite aux moutons, soit par la voie buccale, soit par celle de l'intestin. Ce sont donc les cadavres des animaux charbonneux qui propagent surtout la maladie : au lieu de les enfouir avec plus ou moins de précautions, il faudrait les incinérer, les cuire, et l'on verrait bientôt le charbon disparaître de notre sol.

Nous avons parlé tout à l'heure du mouton. C'est, en effet, l'espèce ovine qui est la plus sensible à la contamination. Ensuite, viennent les bovidés, les chevreuils, les cerfs. Certains animaux sont presque absolument réfractaires au charbon : les amphibies, les oiseaux, les chiens, par exemple. En se transmettant des animaux à l'homme par inoculation, le charbon produit chez lui la pustule maligne, dont l'incubation dure de quelques heures à deux ou trois jours. Puis, apparaît une tache, une élévation rosée, entourée bientôt d'une auréole inflammatoire. La tache centrale devient vésiculeuse, puis gangréneuse ; elle s'agrandit, pendant que les tissus périphériques se tuméfient considérablement. A la suite de cette période d'éruption, apparaissent des symptômes généraux de fièvre et de défaillance. La langue se sèche, l'haleine devient fétide ; un état typhoïde des plus prononcés s'empare du malade.

Chez les animaux, la pustule externe est fort rare et la fièvre charbonneuse résulte de la pénétration des germes virulents dans le tube digestif. Chez l'homme, c'est le contraire : la forme interne est extrêmement rare. La pustule maligne s'observe surtout chez les bergers, les bouchers, les équarrisseurs, les vétérinaires, les maréchaux-ferrants. Mais la matière virulente du charbon est si tenace qu'elle ne borne pas là son pouvoir de transmission. A Paris, la pustule maligne se manifeste fréquemment chez les mégissiers, tanneurs, selliers, cordonniers, gantiers, savonniers (à cause du suif), fabricants de colle-forte, etc. Il paraît qu'elle s'est développée, dernièrement, sur l'armée russe, à la suite de l'introduction, dans les uniformes, de parements en peau de mouton. Les crins et les poils peuvent, du reste, conserver fort longtemps le contage. Les matelassiers, les cardeurs de laine et de crin, les aplatisseurs de cornes pour baleines de corsets, fournissent chaque année, au charbon, leur lot de victimes. Les piqûres de mouches doivent parfois aussi être incriminées, mais non dans la proportion que la croyance populaire leur attache sans preuve (1).

L'usage des viandes charbonneuses dans l'alimentation peut-il être dangereux? Oui, si la viande est mal cuite ; non, si elle est bien cuite. Toutefois, les règlements prohibitifs concernant la vente de ces

____

(1) Ces divers détails sont empruntés aux excellentes leçons du docteur Straus sur le charbon.

viandes doivent être rigoureusement maintenus, quand cela ne serait que pour préserver de l'inoculation les forts de la halle, cuisiniers, etc., obligés à leur maniement constant.

Il s'en faut que l'homme meure toujours de la pustule maligne : on doit même le considérer, en somme, comme assez réfractaire à l'infection charbonneuse. Les parties découvertes sont, naturellement, le plus souvent atteintes, et principalement la face, où peut apparaître une forme, assez rare, de charbon externe, fort bien décrite par Bourgeois sous le nom d'*œdème malin* ou charbonneux des paupières. Il existe enfin, chez l'homme, une variété assez curieuse de charbon interne, résultant de l'inhalation de poussières charbonneuses. C'est à cette forme *pulmonaire* du mal qu'il faut rapporter la maladie des chiffonniers de Vienne (1878) et celle des trieurs de laine de Bradford (1879-80). Dans ces deux maladies professionnelles, l'infection est extrêmement grave : le docteur H. Büchner a reproduit, d'ailleurs, sur des souris, le tableau artificiel symptomatique des accidents, en faisant inhaler à ces animaux des poussières charbonneuses.

Pour écarter des ouvriers ces graves dangers, l'hygiène industrielle a le devoir d'exiger la désinfection préalable de tous les produits suspects de recéler le virus charbonneux.

Quand la pustule maligne est produite, il faut la détruire radicalement par le feu ou par des caustiques violents, tels que le sublimé corrosif ou le chlorure de zinc. Toutes les autres méthodes topiques sont illusoires, à commencer par la fameuse application d'encens et de feuilles de noyer, populaire en Franche-Comté. Si une semblable application a semblé, parfois, donner de bons résultats, il faut les expliquer par un dénouement spontané favorable de la pustule.

Nous voudrions, en terminant cet article, dire quelques mots de la vaccination charbonneuse, introduite dans la science par Pasteur à la suite de sa mémorable expérience de Pouilly-le-Fort. D'après les statistiques françaises exposées par le docteur Chamberland, cette méthode préventive serait d'une efficacité éprouvée et certaine. Il n'en est pas de même à l'étranger, où on la considère encore comme peu utile dans la pratique.

CHAPITRE XXIV

LA QUESTION DU GOÎTRE

Endémique dans une trentaine de départements français, cette cruelle infirmité, que l'on a surnommée « la malaria des montagnes », frappe, actuellement, en France, plus de 420,000 individus ; elle semble former comme le sceau originel d'une race particulière (Tardieu). Ce que le goître présente, en somme, de plus grave, au point de vue national, c'est son étroite parenté avec le crétinisme. On n'est pas arrivé, il est vrai, à produire, chez l'homme, le crétinisme, en agissant sur le corps thyroïde ; mais il semble que ce problème ait été résolu chez le singe. Quoi qu'il en soit, on ne rencontre jamais le crétinisme dans une population où le goître n'est pas endémique; lorsque les ravages du « gros cou » atteignent un dixième environ de la population, c'est alors qu'on voit apparaître cette grave dégénérescence physico-psychique, le crétinisme.

Comme l'intoxication paludéenne, l'endémie crétino-goîtreuse est probablement le produit d'un parasitisme microscopique, animal ou plutôt végétal, qui, au lieu de porter ses effets sur la rate, les porterait sur le *thyroïde*, organe lymphatique anatomiquement analogue à la rate. Les animaux domestiques paient, d'ailleurs, un large tribut au goître, comme aux fièvres intermittentes. Quant au principe goîtrigène, il semble être surtout contenu dans les eaux d'alimentation. Cette théorie, que nous jugeons beaucoup trop exclusive, du reste, a fait proposer au ministre de l'intérieur, par l'Association pyrénéenne, de recommander le filtrage, ou mieux l'ébullition des eaux de boisson dans les contrées goîtrigènes. Notre ami le docteur Armaingaud voudrait aussi que l'on utilisât, dans la mesure du possible, les hôpitaux marins, pour le traitement préventif et curatif des enfants goîtreux prédisposés au crétinisme ou déjà atteints de cette maladie à son début. On devrait bien, enfin, exaucer le vœu, si louable, de Fuster, de Montpellier, demandant que les recrues goîtreuses ne fussent plus exemptées du service militaire, mais versées dans la marine, où, tout en se guérissant, elles rendraient d'utiles services au pays : c'est là un double profit, que la

France pourra, quand elle voudra, réaliser, en modifiant son code militaire du recrutement.

Gonflement mol et indolent, le goître peut atteindre un volume considérable et arriver à entraver, par la compression de la trachée-artère et des gros vaisseaux du cou, les primordiales fonctions de la respiration et de la circulation cérébrale.

Spéciale aux vallées humides des Alpes, du Puy-de-Dôme, du pays de Galles et des Cordillères, l'endémie goîtreuse peut trouver, en dehors des eaux potables, de puissantes conditions de développement dans la configuration géologique et le tellurisme local, et dans certaines altérations de l'atmosphère, dues surtout à une insuffisante insolation. En somme, la cause intime du goître nous est encore inconnue. Ce que nous connaissons le mieux, ce sont les causes déterminantes et provocatrices accessoires : les attitudes vicieuses, chez les enfants, la compression du cou (cravate serrée, col militaire), les refroidissements brusques, l'ingestion d'eau glacée à la régalade, la répétition des fatigues ascensionnelles dans les pays montagneux, le manque d'aération des eaux, l'insuffisance et la monotonie alimentaires, etc. Voilà quelques-unes des causes successivement invoquées par les savants qui ont le plus écrit sur la question. Mais il faut bien remarquer que, en dehors d'un pays goîtrigène, ces causes, même réunies, sont absolument incapables de donner naissance à un goître : ce qui leur retire, n'est-ce pas? toute importance créatrice...

Il n'en est pas moins vrai que le goître, et surtout le crétinisme, reculent singulièrement devant les progrès de l'hygiène et les améliorations, apportées par les transports rapides, au régime alimentaire des populations. Il y a longtemps que Larrey observait que, dans le milieu militaire, le goître respecte toujours les gradés. Aussi, un bon ordinaire, le bouillon, le vin et le café distribués largement, ont toujours brillé au premier rang pour la répression des épidémies goîtreuses dans nos garnisons alpines. Ajoutons-y le repos relatif et la prescription de petites doses, longtemps continuées, d'iodure de potassium et de teinture d'iode à l'intérieur. Il suffit, en effet, de quantités très minimes d'iode, pour obtenir une action curative : la preuve, c'est qu'avant la découverte de l'iode par le salpêtrier Courtois, l'ancienne médecine prescrivait, avec le plus grand succès, les préparations d'éponge torréfiée, qui ne renferment, pourtant, que des traces insignifiantes de ce précieux métalloïde.

Le goître est, comme l'a démontré Fodéré, le premier degré d'une dégénérescence, dont le crétinisme constitue la dernière expression. Fréquemment, on constate que des parents goîtreux, surtout lorsqu'ils sont consanguins, procréent des enfants crétins. Certains observateurs affirment même qu'il n'existe point de crétins chez les ascendants desquels on ne puisse constater l'existence du goître. Tout cela nous prouve, jusqu'à l'évidence, que, pour combattre le crétinisme, c'est au goître qu'il faut s'attaquer.

Nous réclamerons donc, pour les populations infestées de cette endémie, l'assainissement du sol et les aménagements d'eaux (l'usage des eaux de citerne bien filtrées est conseillé par M. Niepce, qui dit en avoir obtenu les meilleurs résultats); la répression du mal de misère et l'amélioration des logements et du régime alimentaire des populations, et surtout la suppression de l'impôt sur le sel dans les contrées goîtrigènes, sont aussi appelées, dans l'avenir, à éteindre la maladie. Ne pourrait-on pas approvisionner les régions goîtreuses du sel reconnu le plus riche en iode, ou bien (ce qui vaudrait encore mieux) mélanger au sel de petites doses d'iodure de potassium? Conseillons enfin, suivant la méthode de Morel, de faire évaporer de l'iode dans les chambres habitées par les goîtreux.

L'éloignement des nouveau-nés, à une certaine distance de la contrée goîtrigène, devrait être prescrit, systématiquement, par des règlements sanitaires. Il y a très longtemps déjà que les habitants du Valais ont adopté l'excellente habitude d'envoyer leurs enfants en nourrice dans la montagne. Le malheur est qu'ils ne peuvent pas les y maintenir pendant un temps assez prolongé. C'est aussi le plus sérieux inconvénient qu'offrent les *sanatoria* maritimes, dont l'hospitalité s'offre également comme trop transitoire. Ce qu'il faudrait créer, en France, pour toutes ces épaves pathologiques, scrofuleux, rachitiques, goîtreux, idiots, etc..., ce seraient des *colonies* véritables et non de simples hospices, toujours restreints et onéreux...

CHAPITRE XXV

DE LA LÈPRE

Que nos lecteurs ne crient pas à l'anachronisme, et ne supposent pas que je désire sortir de l'actualité et du domaine pratique, assez étendu pour fournir un aliment, pour ainsi dire indéfini, à la *lutte pour la santé*. Nous venons encore de lire, dans un journal d'hier, que la lèpre augmente sans cesse en Russie, notamment dans les provinces baltiques (Lithuanie, district de Dorpat), et que l'on vient d'ouvrir, à Riga, un hôpital spécialement destiné à recevoir les malades atteints de cette redoutable affection. Depuis quelques années, d'ailleurs, nous avons pu voir en traitement, dans les hôpitaux de Paris et de Londres, un nombre relativement grand de lépreux, tous (il est vrai) venus *du dehors*. Mais il n'en est pas moins vrai que, à notre époque où les déplacements sont devenus si faciles et l'expansion coloniale si nécessaire, il n'en est pas moins vrai, disons-nous, que l'étude de la lèpre intéresse vivement tous ceux qui ont à cœur les progrès de l'hygiène universelle et de la police sanitaire internationale.

Le mal qu'on a pu dénommer, à bon droit, « le plus antique et le plus exclusivement humain de tous les maux » est loin, en effet, de constituer, comme on a pu le croire, une de ces affections éteintes, bonne à placer dans le musée rétrospectif des épidémies. Non. La lèpre est toujours vivante, toujours spécifique, toujours menaçante. La découverte d'un bacille qui lui serait particulier, découverte faite par le docteur Hansen (de Bergen), n'a cependant, point encore tranché d'une manière convaincante la question de la contagiosité de la maladie : pas plus que le Collège royal des physiciens de Londres, notre Académie de médecine n'a pu réaliser l'accord sur ce point.

La lèpre n'existe plus guère en France, où elle fut si florissante il y a cinq siècles : tout au plus, nos côtes de Provence en offriraient-elles aux amateurs quelques rares échantillons. Mais le mal est encore assez vivace dans la péninsule ibérique, la Sicile, la Turquie, l'île de Candie, la Russie du Nord, l'Islande et surtout la Norvège, où, sous le nom de *spedalsked*, elle cause, à l'heure qu'il est, 8 à 900 décès annuels. Le foyer principal de la lèpre reste cantonné en Afrique, et surtout dans les Iles de Madagascar, Bourbon et Maurice. En Asie, elle frappe spécialement le Japon et surtout l'empire des Indes, qui compte environ 125,000 lépreux. Elle n'est point rare non plus au Mexique, aux Antilles, dans l'Amérique du Sud, les îles Hawaï et le nouveau Brunswick. L'histoire des Hébreux, des Arabes et des Grecs nous montre que si la maladie paraît singulièrement influencée par le climat chaud, les privations, la misère et la malpropreté, ce sont les mouvements des peuples qui ont généralisé la lèpre, ainsi que la plupart des grandes épidémies. Le peuple de Dieu emprunta le fléau aux Egyptiens riverains du Nil ; et le bonhomme Job *tradidit disputationibus* l'immortelle observation de son horrible cas. Alexandre-le-Grand importe, plus tard, le mal d'Asie en Grèce : puis nous voyons Pompée, retour de la Turquie d'Asie avec ses légions contaminées, doter définitivement l'Occident de la maladie nouvelle. Longtemps après, les croisés, avec leurs va-et-vient perpétuels, se font de nouveau les commis-voyageurs de la lèpre, qui s'était confinée en Palestine : les Sarrazins, la famine et les fatigues inouïes imposées aux soldats achevèrent la diffusion du mal. Les malades, objet d'épouvante et d'horreur, furent alors séquestrés dans les léproseries : au treizième siècle, il existait 19,000 de ces établissements, la plupart richement dotés par une charité faite surtout de crainte religieuse et de superstition. A la fin du quinzième siècle la lèpre avait presque totalement disparu du territoire de France...

Il est temps maintenant de dire, en quelques mots, ce qu'est la maladie. Elle consiste, d'abord, en une éruption squameuse (*lèpre* vient du grec *lepas*, écaille) de la peau, qui se recouvre de plaques arrondies et nacrées, peu ou point douloureuses. Bientôt le tégument externe devient rugueux et grisâtre, comme la peau d'un éléphant : c'est ce qui a fait donner à la maladie le synonyme d'*elephantiasis* des Grecs. La sensibilité cutanée disparaît ordinairement d'une manière précoce, et les tubercules ou verrucosités se transforment, presque toujours, en ulcérations. Puis, les tissus sous-jacents, les muscles, les nerfs et les os mêmes sont touchés par la maladie, qui envahit ainsi successivement tous les tissus, déformés et atrophiés par elle, dans une évolution généralisée qui se propage et se prolonge lentement. Les traits du lépreux sont affreusement modifiés et défigurés par la maladie : la face est monstrueuse, énorme, sillonnée de ravins profonds entrecoupés d'ulcérations et de croûtes, où les organes des sens disparaissent, ensevelis dans l'œuvre générale de destruction des tissus. Certains observateurs ont cru trouver dans le *faciès* du lépreux une certaine analogie avec celui du lion : c'est ce qui a valu à la lèpre le surnom de *léontiasis*. Il n'y a, du reste, pas de maladie qui possède une synonymie plus étendue : et cela se conçoit aisément, si l'on songe à l'antiquité du mal et à la fertile imagination des peuples d'Orient.

La lèpre confirmée est, sinon incurable absolument, du moins très réfractaire aux traitements les plus rationnels. Le livre de Job appelle la lèpre « fille aînée de la Mort ». Dès le septième siècle, les peuples, aveuglés par le fatalisme religieux et par la terreur de la contagion, édictaient les mesures d'internement les plus sévères contre les lépreux. Le Code lombard, adopté par Charlemagne et par Pépin, enfouissait vivants dans les maladreries les malheureuses victimes de l'ignorance et de l'hypocrisie de de ces temps primitifs. Le moyen âge continua naturellement ces traditions inhumaines, appuyées sur la parole de Moise : « Le lépreux sera pourchassé hors du camp, et renfermé jusqu'à contraire avis du prêtre. » Mahomet, moins féroce, se contentait d'inscrire au Coran : « Fuis le lépreux comme le lion. » Quant au rituel *pro infirmis*, usité dans les léproseries, il consolait à sa manière ces malheureux isolés qui, selon le mot de X. de Maistre, « n'ont plus de semblables en ce monde ». — *Sis mortuus mundo, iterum vivus in Deo.* » — « Séquestré, ayes garde et patience : Dieu demeüre avec toy. »

Aujourd'hui, l'on n'oserait évidemment point proposer l'internement des lépreux, pas plus que celui des syphilitiques ou des varioleux. La lèpre est, d'ailleurs, bien moins activement contagieuse que le sont la syphilis et la variole. S'il existe encore aujourd'hui à la Désirade, à la Trinidad, à La Réunion, des léproseries, ce ne sont, en somme, que des hôpitaux d'isolement fort intéressants à visiter. Les lépreux y sont soignés par les drogues de ces pays : l'hydrocotyle, le gurjun, le chaulmo-ogra, et surtout le hoàng-nân, dont la vulgarisation est due à nos missionnaires du Tonkin. Localement, on applique l'électricité, les liniments excitants et iodés, la cautérisation, les vésicatoires...

Sous ce titre : « La Lèpre à Hanoï (Tonkin) », le docteur Ed. Boinet nous a donné une étude fort complète sur une colonie de lépreux observée à deux kilomètres de la capitale française. Dans cette association de 400 misérables, la moitié est, plus ou moins, profondément atteinte par l'horrible maladie, dont l'hérédité est non moins évidente que la contagiosité. La promiscuité de la pipe annamite et des ustensiles, l'ingestion d'eau contaminée, l'habitude des mères de mâcher le riz pour l'introduire en bouillie dans la bouche des enfants, favorisent l'hérédo-contagion des affections lépreuses. On croit aussi que les piqûres des moustiques, et l'usage alimentaire du poisson pourri ne sont pas étrangers à leur propagation.

Plus fréquente chez l'homme que chez la femme, la lèpre débute ordinairement, au Tonkin, par des taches rouges, contusives, au niveau desquelles la sensibilité se trouve éteinte ; puis, apparaît une éruption tuberculeuse, bientôt suivie d'épaississement de la peau, de desquamations, d'engorgements ganglionnaires. Du côté des muqueuses du nez, de la

bouche et des poumons, les lésions suivent parallèlement. Les tubercules lépreux subissent tantôt la
transformation fibreuse, tantôt la fonte purulente et
l'ulcération. Parfois, ces diverses lésions s'accompagnent de douleurs névralgiques très violentes.

Les ulcérations lépreuses creusent et perforent
fréquemment les parties molles et même les os, mu-
tilent et sectionnent les membres, bouffissent et
atrophient la peau et les muscles, en rétractant les
fibres des tissus. Alors, les parties malades apparaissent insensibles, non seulement aux lésions,
mais aux brûlures et aux opérations : M. Boinet a
vu ainsi certains lépreux enlever, sans douleur, des
fragments de doigts incomplétement détachés par
le travail ulcératif, ou simplement gênants. D'ailleurs, l'état lamentable de ces malheureux, sourds,
aveugles, privés de nez (déformation dite en *lorgnette
de théâtre*), à la face *léontine*, aux jambes éléphantia-
siques, etc., contraste, paraît-il, d'une façon singu-
lière, avec leur résignation fataliste, leur gaieté, ou
tout au moins leur insouciance.

Ils ne suivent aucun traitement sérieux ; se con-
tentant d'une tisane de plantes indigènes complètement inefficaces, ils assistent, impassibles, sans
crainte et sans espoir, nous dit M. Boinet, à l'évolution fatale de leur maladie. Mais l'existence de la
lèpre dans les paradisiaques contrées de M. Jules
Ferry indique impérieusement aux résidents français des précautions préventives d'hygiène publique.

Rare dans la partie montagneuse, la lèpre est fréquente dans le delta, qui est la partie la plus habitée par les Européens, et son extension paraît croître, depuis un certain nombre d'années, ainsi qu'on l'a observé en Chine, du reste.

Malheureusement, il faut bien dire que la lèpre guérit peu dans son pays d'origine : au contraire, le déplacement (et surtout l'expatriation précoce dans un pays sain et montagneux), ainsi que la cure hydro-minérale sulfureuse, possèdent à leur actif des guérisons avérées. On a constaté également les effet curatifs d'un bon régime, de l'huile de foie de morue, de l'iode, de l'arséniate de fer, des amers, et notamment de la noix vomique. Enfin, le malade devra toujours être soumis à un exercice régulier au grand air (car l'inactivité physique et l'isolement lui sont mauvais), ainsi qu'à des manipulations cutanées capables de rétablir le bon fonctionnement et la nutrition normale de sa peau.

Les lépreux disséminés dans les divers coins du Tonkin devraient être isolés dans des léproseries que l'on installerait, de préférence, sur la région montagneuse. Les enfants sains seraient enlevés à leurs mères et à leur entourage lépreux, et envoyés dans une sorte de lazaret d'attente, où ils feraient de la culture. Telles sont les conclusions posées, à bon escient, par le docteur Boinet.

On voit que, quoique toujours mystérieuse dans son essence intime, la lèpre doit intéresser vivement tous les bons esprits qui ont à cœur les progrès de l'hygiène dans l'humanité et l'amélioration universelle de la police sanitaire internationale. L'étude des maladies épidémiques et de leur prophylaxie s'impose surtout à notre époque, où les déplacements sont devenus si aisés, l'expansion coloniale inévitable, et où les idées de fraternité et de civilisation ont remplacé l'ignorance hypocrite et l'inhumain fanatisme des siècles passés.

CHAPITRE XXVI

L'IMPORTANCE SOCIALE D'UN MÉDICAMENT

La Chambre des députés a voté, il y a quelques années, une pension viagère de 6,000 francs à M. le docteur Maillot, ancien président du conseil de santé des armées. C'est à ce vénéré doyen de la médecine militaire qu'est due l'introduction, en Algérie, du sulfate de quinine : on peut donc dire, sans exagération, que notre empire colonial est son ouvrage. Qu'aurions nous fait, nous en tenant à la belle devise de Bugeaud, *ense et aratro*, sinon de fournir aux fièvres pernicieuses et aux affections paludéennes le tribut de nos meilleurs soldats ? En vulgarisant, dans les pays chauds, l'usage de la quinine ; en luttant de toutes ses forces contre la routine et en faveur de l'adoption du spécifique de la fièvre, Maillot a pris place parmi les plus incontestables bienfaiteurs de l'humanité.

Nous ne pouvons donc qu'applaudir à l'acte de justice, un peu tardive, dont le vieux médecin militaire a été honoré par ses compatriotes, acte qui honore encore plus, du reste, ceux qui en furent les promoteurs.

Au début de l'occupation algérienne, la mortalité par les fièvres était considérable, et le découragement s'élevait, de tous les points de la terre africaine, si cruelle à nos soldats. En 1833, à l'hôpital militaire de Bône, 1 malade sur 3 succombait aux atteintes de la fièvre pernicieuse. En 1834, Maillot introduit les préparations de quinquina dans la thérapeutique de cet hôpital, et l'on ne perd plus qu'un malade sur 21! Pendant les années 1834 et 1835, 836 malades de plus que les deux années précédentes furent soignés à Bône, et l'on constata 1,137 morts en moins. Voilà, d'après les chiffres officiels, quels furent les premiers résultats de la quinine à doses massives, substituée aux désastreux traitements par la saignée et par la diète. On peut juger, d'après cette statistique, combien l'innovation thérapeutique fut importante, et affirmer, avec Élisée Reclus, que Maillot fut le salut de la colonisation européenne en Algérie ; grâce à ses admirables travaux, la Mitidja cessa bientôt de devenir le tombeau des chrétiens ; des milliers de malades furent guéris chaque année, et la race des émigrants put, enfin, faire souche dans une patrie nouvelle...

La quinine, extraite, en 1820, des écorces de quinquina, par Pelletier et Caventou, peut être, en effet, considérée, à bon droit, comme le médicament souverain, le *spécifique* des fièvres d'origine tellurique : elle convient surtout dans les cas où à l'élément chaleur s'ajoute l'élément intermittence. Au moment où Maillot inaugura, en Algérie, le traitement de la fièvre par la quinine, la science médicale était sous le despotique empire des idées sanguinaires de Broussais... « Broussais-la-Sangsue » : le surnom lui en est resté. Maillot, qui était le subordonné hiérarchique de Broussais, alors médecin en chef du Val-de-Grâce, eut donc un double mérite (hélas ! bien rare chez les savants), en s'affranchissant des idées de son maître et en combattant la prétendue *doctrine physiologique*, alors régnante, à ses risques et périls.

Grâce à l'indépendance et à l'énergie d'un homme, la routine officielle était vaincue et la porte ouverte, toute grande, aux perfectionnements d'une médication rationnelle, curative et préventive, tout à la fois, des miasmes paludéens... Nous avons visité Staouëli, Bouffarik, la plaine de Mustapha et d'autres points, naguère très insalubres, de la province d'Alger : aujourd'hui la mortalité par fièvres intermittentes y est très rare, et les lugubres prédictions des pessimistes sont, tous les jours, déjouées, grâce aux cultures intensives, qui éteignent, peu à peu, les miasmes *remisés* de la malaria, jadis si meurtrière. Dans ces mêmes localités, il y a cinquante ans, tous les enfants européens succombaient et les adultes ne résistaient pas longtemps : car plus on vit avec les effluves telluriques, plus on a de chance d'être empoisonné. Or, le quinquina est l'antidote, et les fièvres palustres s'appellent aujourd'hui du nom de *fièvres à quinquina*. Sans la quinine, comment aurions-nous pu obtenir l'assainissement de cette plaine algérienne désolée qu'était la Mitidja, aujourd'hui féconde et salubre ? C'est en luttant à armes égales contre la pernicieuse activité du miasme palustre, décuplée encore par l'action d'un climat brûlant (qui donne à ce miasme de la force et des ailes), que les Français ont pu faire, aujourd'hui, de l'Algérie, une contrée saine et habitable pour tous. Nous aurions attendu longtemps ces résultats, et désespérés, peut-être aurions-nous lâché prise, sans le génie bienfaisant du docteur Maillot, c'est-à-dire d'un jeune et obscur médecin aide-major!...

On conçoit que la doctrine curative inaugurée par Maillot ait franchi les mers et conquis les possessions les plus lointaines. C'est grâce à elle que les Anglais ont pu mener à bien leurs expéditions du Soudan, de l'Abyssinie et de la Côte-d'Or. C'est grâce à la quinine que nos explorateurs sillonnent l'Afrique, Madagascar, les Antilles, l'Extrême-Orient: le précieux médicament a ainsi sauvé, par centaines de mille, les existences de nos colons, de nos soldats : « Dans tous les cas de fièvre pernicieuse, dit la dernière *Instruction pour les troupes du Tonkin*, il faut, sans attendre un instant, et pendant l'accès même, administrer au malade 2 grammes de sulfate de quinine comme première dose. On fera, au besoin, ouvrir la bouche avec le manche d'une cuiller ou un coin de bois. Si le malade vomit la quinine, administrer, une demi-heure après, une dose proportionnelle à ce qui a été rejeté, etc., etc... On continuera encore, les jours suivants, à administrer le sel de quinine, auquel on aura encore recours, avec avantage, pendant la convalescence. » Car on n'a encore rien trouvé qui soit en état de suppléer à cette excellente médication... L'arsenic, l'iodure de fer, les frictions, les lotions froides, etc., ne sont que de simples adjuvants de la médication quinique.

Croyez-vous maintenant, cher lecteur, que le vénéré docteur Maillot (il est presque nonagénaire) ait *volé* la pension nationale de 6,000 fr. que lui accorda le gouvernement de la République ? L'Algérie devrait décerner des honneurs divins à cet homme, dont les travaux ont permis le défrichement et le reboisement de cette belle contrée, aujourd'hui plantée d'eucalyptus et, de toutes parts, *hygiénisée*. Grâce à la quinine, l'insalubrité du climat n'a pu, en effet, résister longtemps à la main de l'homme ; et, sur une terre, inhabitable il y a cinquante ans à peine, flotte aujourd'hui l'étendard tricolore de la colonisation française, de la civilisation !

CHAPITRE XXVII

LA QUESTION DES QUARANTAINES — LE CHOLÉRA

Il est certain (ainsi que l'a très nettement déclaré
M. Proust au ministre du commerce) il est certain
que les entraves apportées par les quarantaines sont
appelées à disparaître, le jour où les bâtiments vou-
dront bien exécuter les prescriptions sanitaires rationnelles : la rigueur de la désinfection à bord
pourra, en d'autres termes, avoir la plus heureuse
influence sur la diminution de durée des mesures
quarantenaires. C'est au personnel naviguant à se
rendre compte de l'importance de ce dilemme : ou
désinfection, ou *quarantaine*. Car il est certain que
nous n'avons, dans la lutte scientifique et raisonnée
contre les épidémies, que deux moyens pratiques :
l'assainissement et l'isolement. Si l'assainissement
a été assuré pendant la traversée, l'isolement à l'arrivée aura, on le conçoit, bien rarement raison d'être.

C'est évidemment au médecin embarqué qu'incombent les soins d'isolement des malades, de désinfection des déjections, de purification des cabines, lits, linges, etc. Toutes les observations faites en ce sens sont notées sur un registre communiqué aux autorités sanitaires sous la foi du serment. Dans les navires où il n'y a pas de médecin, les devoirs du capitaine sont exactement les mêmes : les organisateurs du congrès du Havre, en 1887, ont rédigé, à l'usage de ce dernier, un guide d'hygiène navale, facile à consulter et n'exigeant pas de connaissances spéciales. Pour empêcher l'invasion à bord d'une maladie pestilentielle, pendant le séjour dans un port contaminé, il faut : 1° faire choix d'un mouillage à distance ; 2° assurer un service d'embarcations pourvues de tentes ; 3° limiter au strict nécessaire les communications avec la terre. Le capitaine devra éviter à ses hommes l'action prolongée du soleil ; les empêcher de dormir la nuit en plein air ; exiger de tous une extrême propreté et une sobriété complète ; veiller enfin aux eaux d'alimentation, qu'il faut bien se garder de renouveler, par exemple, dans un lieu contaminé. L'aération des logements, la fréquente peinture au lait de chaux des postes d'équipage, le nettoyage de la machine et de ses dépendances, le lavage des lieux d'aisances au chlorure de zinc, et l'aspersion des cales au chlorure de chaux, ont également la plus grande importance au point de vue prophylactique.

A l'embarquement, la visite des passagers et de leurs hardes, ainsi que l'examen des marchandises embarquées doivent être faits minutieusement. Si une maladie pestilentielle apparaît à bord, il faut isoler le malade dans une cabine spéciale, propre et bien aérée, lui donner un infirmier spécial auquel est affectée également une cabine particulière. Cet infirmier revêtira un pantalon de toile pendant son service ; il ne prendra aucune boisson ni nourriture dans la cabine du malade ; il se lavera souvent les mains avec l'eau chlorurée et se rincera souvent la bouche avec une solution de 4 grammes d'acide chlorhydrique pour un litre d'eau, etc... Quant à la désinfection, il est à souhaiter qu'elle se fasse par l'étuve : s'il n'en existe pas à bord, l'Instruction donne les détails les plus minutieux pour l'usage des désinfectants chimiques. Les cadavres doivent être immédiatement jetés à la mer, ainsi que les objets de literie à l'usage du malade défunt.

La désinfection la plus complète d'un local de navire s'opère par l'acide sulfureux. On ferme les sabords ; on colle du papier sur toutes les fissures et l'on asperge d'eau le plancher. On place alors, dans des vases de fer, le soufre, concassé en petits morceaux et arrosé d'un peu d'alcool pour qu'il s'enflamme plus facilement. Pour une fumigation efficace, il faut brûler 30 gr. de soufre par mètre cube d'espace à désinfecter. La conférence de Rome (1885) a donné, pour le choléra principalement, les instructions sanitaires de prophylaxie les plus détaillées. Le congrès d'Anvers (1836) a également insisté sur le principe capital de désinfecter les navires à leur point de départ, et de les maintenir *aseptiques* pendant la traversée : n'est-ce point là, en effet, le plus sûr moyen d'obvier à la dissémination des germes morbides ? Avec la désinfection, on empêche le débordement des fléaux hors de leurs foyers d'origine, et on limite forcément (si l'on ne les supprime) le nombre et l'intensité des foyers épidémiques secondaires. Les Anglais ont depuis longtemps pressenti ces vérités d'hygiène pratique, lorsqu'ils organisaient, dans l'Inde, leurs visites médicales préventives et réglementaient sévèrement les pèlerinages.

Voilà donc, enfin, les quarantaines appelées à disparaître devant les progrès de l'hygiène. Et personne de ceux qui les connaissent ne les regretteront ! Elles constituent, en tant que système, un système barbare, qui, le plus souvent, ne servit qu'à concentrer les miasmes pestilentiels et à accentuer l'encombrement ; fréquemment arbitraires et toujours désastreuses pour le commerce, les quarantaines inspiraient, de plus, une fausse sécurité ; elles ont causé peut-être davantage de suicides qu'elles n'ont préservé de vies humaines ! La crainte de la quarantaine, en effet, a souvent engagé les capitaines de navires à mentir, à cacher leur véritable provenance, à dissimuler leurs malades. Quant à la quarantaine elle-même, elle n'était, à vrai dire, le plus souvent, qu'une détention arbitraire, plus ou moins longue, mais dont on ne profitait jamais pour pratiquer une désinfection rigoureuse. C'est donc avec raison que, depuis longtemps, Guérin, Hirsch, de Lesseps, de Pietra Santa, etc., ont réclamé la suppression de cette institution caduque, et l'affectation des énormes sommes que coûtent aux nations les dangereuses quarantaines, à des mesures rationnelles et efficaces de salubrité et de désinfection. C'est avec satisfaction que nous pouvons nous écrier aujourd'hui, en face de la réprobation officielle qui les atteint : Les quarantaines se meurent, les quarantaines sont mortes!

Nous allons voir bientôt, il faut, du moins, l'espérer, disparaître cette caduque coutume, devant les progrès de la science et les prétentions omnipotentes de l'antisepsie. Instituer des visites médicales préventives ; supprimer rapidement les déjections et les hardes cholériques ; assainir les villes par l'air, la lumière, l'eau potable, la maison salubre, les bons systèmes d'égout : voilà les seules mesures que nous dictent, en effet, les enseignements du passé et les exigences de la civilisation. Elles sont autrement sérieuses que ce système arbitraire des quarantaines.

Marseille (*protégée* par cette fausse sécurité de l'isolement illusoire des microbes) a été atteint, pour ainsi dire, à chaque épidémie cholérique ; tandis que Liverpool, malgré ses constants rapports avec

Bombay et une aversion raisonnée pour tout ce qui ressemble aux quarantaines, — Liverpool, dis-je, n'a jamais été atteint par le fléau asiatique. Sus donc à cette institution d'un autre âge, et que les nations destinent, une bonne fois, à l'amélioration des conditions de salubrité l'argent et les efforts que leur ont coûté, dans le passé, ces ridicules et dangereuses mesures d'une prophylaxie illusoire !

Pour ce qui concerne le choléra, il est infiniment probable qu'il peut se propager (et peut-être naître) dans tous les pays, sans être contagieux : ses microbes se transmettent *par l'air*, souvent à une grande distance, et se moquent bien des barrières qu'on voudrait leur opposer. En 1832, Berlin et Dantzig furent atteints, d'une manière terrible, malgré quarantaines, lazarets et triples cordons sanitaires. En 1884, 150,000 Marseillais et 20,000 Toulonnais émigrèrent de leurs villes, infectées par le choléra, sans réussir à répandre les germes de cette maladie dans les localités où ils se réfugièrent. D'ailleurs, tous les médecins qui ont observé le fléau dans son berceau originel, l'Indoustan, se proclament nettement anti-contagionnistes. C'est l'atmosphère, — ce n'est pas le contact des malades, — qui véhicule le choléra.

Les quarantaines, indignes reliquats du moyen âge hygiénique, doivent donc faire place à de rigoureuses mesures d'assainissement et de désinfection des navires. Les vexations quarantenaires ne constituent qu'une détention plus ou moins longue, dont on ne profite jamais pour pratiquer une antisepsie rigoureuse... Leurs effets moraux et matériels sont déplorables.

C'est dans cette pensée que le congrès du Havre (1887), auquel nous avons pris part, avait rédigé, en vue de la suppression des quarantaines, une sorte de code d'hygiène navale, fort efficace, et n'exigeant pas, pour être suivi, des connaissances techniques bien étendues. Nous en avons donné tout à l'heure un court résumé.

Les Anglais, si supérieurs aux races latines, dans toutes les questions de *sanitation* ; les Anglais ont, depuis longtemps, compris la puissance de cette prophylaxie vraiment rationnelle. Si l'on ne peut affirmer que c'est ainsi qu'ils ont préservé du choléra le Royaume-Uni (son sol paraît réfractaire, en effet, à l'expansion du fléau morbide), il est certain qu'ils ont prodigieusement assaini Calcutta et restreint, dans la limite du possible, la marche de l'épidémie sur le territoire de leur bel empire asiatique. Ce sont ces mesures de prophylaxie internationale (et non une protection vexatrice et insidieuse) que nous désirerions voir voter définitivement par les conférences sanitaires internationales.

CHAPITRE XXVIII

LA QUESTION DU SAUVETAGE

A Paris, c'est assurément le sauvetage en rivière qui fonctionne le mieux, grâce aux postes de secours organisés par le docteur Aug. Voisin, et à l'aide desquels on rappelle à la vie, neuf fois sur dix, des individus qui eussent été, sans cette organisation, définitivement asphyxiés.

La préfecture de police a récemment publié d'excellentes instructions sur les secours à donner aux noyés et aux asphyxiés. Ces instructions sont d'autant plus précieuses que les personnes asphyxiées se trouvent, souvent, dans un état de mort apparente. Dans la submersion, la rigidité des mâchoires est un indice favorable du succès des secours. Pour obtenir ce succès, il faut, sans se décourager, donner de longs soins, parfois pendant plusieurs heures.

L'instruction entre, d'ailleurs, dans tous les détails

concernant les règles à suivre par ceux qui repêchent un noyé, les soins à donner au noyé, dans le poste de secours, et notamment la manière de pratiquer l'insufflation. Elle s'occupe, ensuite, de l'asphyxie par les gaz méphitiques : vapeurs du charbon, gaz d'éclairage, émanations des fours à chaux, cuves à vin, à bière et à cidre, fosses d'aisances, puisards, égouts et citernes, caves renfermant de la drèche, air confiné ou non renouvelé. L'asphyxie par strangulation, suspension ou suffocation, par le froid ou la chaleur, ainsi que la fulguration, sont l'objet des paragraphes particuliers.

Cette instruction est accompagnée d'une notice, remise au courant de la science, sur les secours à donner aux personnes blessées ou indisposées sur la voie publique. Cette notice est, disons-le franchement, bien moins pratique et bien moins complète que le *Manuel populaire*, récemment publié par la Société française d'hygiène à l'issue d'un brillant concours. Ce manuel a pour but, en effet, d'indiquer non seulement ce qu'il faut faire, mais, avant tout, ce qu'il est dangereux de faire, en cas d'accident. C'est un véritable bréviaire pour l'organisation des secours chirurgicaux immédiats et rationnels, en attendant l'arrivée du médecin. Ce petit ouvrage comble véritablement une importante lacune de l'hygiène préventive journalière (1).

____

(1) A la Société, 30, rue du Dragon.

*
* *

Par suite d'un contrat tacite passé entre le gouverné et l'Etat, l'Administration a le devoir d'assurer la sécurité des voies publiques, comme celle des voies fluviales où même maritimes, « ces routes qui marchent ». Rien qu'à Paris, on sait que les voitures causent, annuellement, environ 1,500 accidents, dont 1,100 sont suivis de mort, il y a huit ou neuf fois plus d'hommes que de femmes blessées, et les accidents sont surtout fréquents en hiver, à l'époque du jour de l'an...

M. l'ingénieur de Baeker a montré qu'à l'étranger, les secours en cas d'accidents sur les voies publiques ont été surtout organisés par l'initiative privée : la Société volontaire de Vienne, la Samaritaine de Leipsig, le Saint John's-ambulance de Londres, etc., rendent ainsi les plus grands services. Tous nos lecteurs connaissent enfin la remarquable organisation des ambulances urbaines de Paris, sortie tout armée du cerveau de notre confrère et ami le docteur H. Nachtel. Faute du nerf de la guerre..., et de la paix, les ambulances urbaines n'ont pu encore généraliser leur fonctionnement à toute la capitale : mais elles ont donné déjà la mesure des services qu'elles sont appelées à rendre dans l'avenir.

Quelle qu'elle puisse être, une solution s'impose, pour l'organisation définitive des secours publics dans une ville comme Paris, où nul, sortant le matin intact, n'est sûr de ne point rentrer, le soir, en plusieurs morceaux... l'Administration (que l'Europe se borne à nous envier) devrait bien prendre en considération les vœux suivants : établissement d'une statistique complète des accidents; suppression des formalités de constatation ; observation plus stricte des réglements ; redoublement de soins en hiver ; établissement de postes de secours ; vulgarisation des instructions sur les premiers soins à donner, etc...

Quant aux accidents du travail, le dernier Congrès de Berne a voté, sur ces questions, un certain nombre de résolutions importantes, dont voici le résumé :

C'est un devoir impérieux, à notre époque, de prévenir par tous les moyens possibles les accidents du travail et les maladies professionnelles et d'en réparer les conséquences. *a*) En ce qui concerne les mesures préventives, il est désirable de combiner l'action des initiatives individuelles avec celle des associations et de l'Etat. *b*) En ce qui concerne la réparation des conséquences, il convient, pour la garantir en tout état de cause, qu'elle soit l'objet d'assurances organisées dans chaque pays suivant le système qui s'adapte le mieux à ses conditions particulières. *c*) En organisant ces assurances, il paraît avantageux d'en détacher les accidents dont la conséquence est de courte durée, pour les rattacher, autant que possible, à la même organisation

que celle qui se rapporte aux maladies en général.
d) L'attention des pays qui voudraient, en outre,
organiser l'assurance contre l'invalidité et la vieil-
lesse est appelée sur la convenance de combiner,
autant que possible, le réseau de cette assurance
avec celui de l'assurance contre les accidents graves
et les maladies professionnelles. — *Statistique* : Convaincu de la nécessité d'asseoir les lois d'assurances
sociales sur de bonnes statistiques et l'utilité de les
dresser pour chaque pays sur des bases qui facilitent
les comparaisons internationales. *a)* Le Congrès
exprime le vœu que les divers gouvernements qui
ne l'ont pas encore fait veuillent bien prendre les
mesures nécessaires pour procéder à des relevés
méthodiques et aussi détaillés que possible des
accidents du travail, en les appuyant sur un bon
recensement des professions. *b)* Le congrès confirme
à son comité permanent le mandat de poursuivre
l'étude des cadres d'une statistique internationale
des accidents et l'invite à les soumettre au prochain
congrès, après s'être concerté, s'il y a lieu, avec
l'Institut international de statistique, le Comité international d'hygiène et de démographie et autres
corps analogues, pour amener une entente internationale sur les éléments servant de base à cette statistique, tels que la nomenclature des causes de
décès et celle des professions.

*
* *

Le sauvetage en cas d'incendie a préoccupé, également à juste titre, tous les bons esprits, depuis un certain nombre d'années : on a proposé une foule de systèmes et d'appareils préventifs. On a préconisé surtout un grand nombre de produits ininflammables ou incombustibles, parmi lesquels nous signalons la peinture à l'amiante. Il paraît qu'en Angleterre, les Compagnies d'assurances consentent une réduction de 50 p. 100 sur leurs polices pour les constructions où la peinture à l'amiante est employée. MM. Bunel et Guibillon ont, au Congrès de sauvetage de 1889, insisté sur les instructions à donner aux personnes en danger et sur les dispositions à prendre pour assurer la fuite dans les théâtres, les écoles, les usines et les habitations particulières. D'intéressantes expériences de sauvetage ont eu lieu, à cette occasion, dans le bel hôtel de M. Cacheux. On a descendu une vingtaine de personnes du haut d'un balcon du cinquième. Lorsqu'on voit la facilité merveilleuse avec laquelle on se sert des *descenseurs*, on est vraiment surpris que l'usage de ces appareils ne soit pas davantage répandu.

CHAPITRE XXIX

LE SAUVETAGE MARITIME

Croirait-on qu'avant le congrès de sauvetage de Marseille (1878), le premier en date, on n'avait pas encore reconnu l'utilité d'un règlement international pour prévenir les collisions et les abordages, ni élucidé les meilleures dispositions à adopter, dans la construction des coques des navires, pour atténuer les fâcheuses conséquences des naufrages maritimes ? Là, comme dans toutes les graves questions d'hygiène sociale, que de progrès restent encore à réaliser pour le vingtième siècle !

Avant 1860, le sauvetage maritime consistait, en France, dans une vingtaine de canots, plus ou moins mal entretenus, appartenant à quelques hommes de cœur.

C'est en 1864 seulement que, sous la présidence du baron Gudin, peintre de marine, fut fondée une

Société centrale de secours aux naufragés. Elle fit appel aux souscriptions volontaires de personnes généreuses, et aujourd'hui elle possède en canots, porte-amarres et autres engins, un matériel de plus de 2 millions de francs ; elle a établi sur notre littoral 77 stations de sauvetage, dont elle rétribue dignement le personnel. Quant au nombre des individus sauvés avec les engins de la Société, il dépasse 5,300, pour 759 navires. On comprend qu'en face de pareils services, le Congrès de sauvetage de 1889 n'ait pas hésité à voter la proposition de M. Ragiot : que le gouvernement aide de tout son pouvoir la Société centrale et veuille bien lui verser une dotation annuelle. Avouez que c'est assez juste.

Le même Congrès a également émis plusieurs vœux fort intéressants à rappeler, relativement aux abordages : le ralentissement en temps de brume limité au sillage strictement indispensable pour gouverner ; les signaux *phoniques* très rapprochés ; l'usage de certains fanaux et feux dits *de position* ; l'écartement des routes, dans l'Atlantique nord ; la rigoureuse application de tenir *tribord*, etc... Enfin, la neutralisation des bancs de Terre-Neuve, pendant la saison de la pêche, du 15 avril au 15 octobre. On sait que, pendant cette époque, les pauvres bateaux de pêche sont à l'ancre au banc de Terre-Neuve. Eh bien ! sur ce champ de bataille maritime, les paquebots les déciment et les coulent sans pitié. En inclinant légèrement leur route (ce qui allongerait de

24 lieues environ un trajet de huit jours !), les paquebots éviteraient d'immenses désastres et sauveraient annuellement des milliers d'existences humaines. Ce sont, il est vrai, des petits et des humbles, ces vingt mille pêcheurs de toutes nationalités : ils ne valent peut-être pas vos passagers cossus de première classe. Cela n'empêche pas qu'au premier désastre, un mouvement d'indignation forcera bien les Compagnies à faire ce qu'elles devraient déjà avoir fait depuis longtemps !

Il est certain aussi qu'on peut réaliser, sans trop de difficultés, la condition d'*insubmersibilité* pour les bateaux : il y avait, en 1889, à l'Exposition du quai d'Orsay, un grand nombre de navires et de yachts que l'on pouvait, par tous les moyens, essayer vainement de submerger. Il faudrait enfin, suivant le vœu de M. Labrousse, réduire le poids et changer la forme séculaire des vêtements du marin ; il est évident que si ce dernier (dont le corps dépasse rarement, comme densité, le poids spécifique de l'eau) était vêtu, quand il tombe à la mer, de façon à ne pas être entraîné au fond, par le poids et la forme flottante de son costume, on pourrait éviter ainsi un grand nombre de morts par submersion.

Le canot de sauvetage le plus usité en France est un modèle anglais très lourd, mais insubmersible, capable de se redresser, en cas de chavirement, et de se vider automatiquement quand il est plein. Il semble qu'il y ait lieu de préconiser, aujourd'hui, les canots de sauvetage à vapeur, qui ont l'avantage très appréciable de n'exposer que deux hommes au lieu de douze. L'État et les collectivités n'ont-ils pas le devoir étroit de veiller sur l'existence précieuse des gens de mer, insouciants et imprévoyants de leur naturel ?

M. G. Hamon, entraîné par ces considérations aussi généreuses que politiques, estime qu'il faut créer, en faveur du marin, une institution large, digne pendant de la Caisse des invalides de la marine créée en 1682 par Louis XIV et fonctionnant encore aujourd'hui. Il existe bien quelques caisses de secours et autres institutions de prévoyance pour indiquer que la France n'en est pas à délaisser ses marins. Mais ces caisses manquent d'organisation et surtout de ressources. On pourrait, au moyen d'un système d'assurances, à cotisations réduites, donner aux familles des marins une indemnité, qui fût, pour elles, un droit et non une aumône. Mais, avant de vouloir régler la tarification, indispensable à toute caisse d'assurances, il importe de posséder une statistique bien faite des accidents maritimes et de leurs conséquences. Quant aux courageux sauveteurs victimes de leur dévouement public, l'État devrait les considérer comme les soldats morts sur le champ de bataille et accorder à leurs familles les mêmes privilèges. Il existe bien certaine loi de ce genre, votée, il y a quelques années, par la Chambre des députés, sur la proposition d'Eugène Farcy. Mais... elle n'a pas encore passé au Sénat !

Un dernier mot, touchant les abordages et collisions. Aucune règle précise n'indique actuellement à quel tribunal on doit avoir recours, lorsque les abordages ont lieu en pleine mer. Il faudrait, ou bien imiter les Anglais, qui arrêtent tout bateau auteur d'un dommage à trois milles de leurs côtes et défèrent le propriétaire à leurs tribunaux ; ou mieux, suivant le baron de Saint-Georges-Armstrong, créer des tribunaux maritimes mixtes, dont la juridiction serait particulièrement réglementée. Mais il n'est pas équitable de laisser les choses en l'état. En sauvetage comme dans toutes les branches de l'activité humaine, ce doit être la pratique elle-même qui engendre la théorie scientifique directrice.

L'État a aussi le devoir étroit d'aider la Société centrale et de développer, par une dotation annuelle, les ressources toujours insuffisantes (la charité n'est-elle point l'éternelle pauvresse ?) qu'elle a tirées jusqu'ici de la seule initiative privée. Maintenant que l'on s'est occupé de l'amélioration matérielle, morale et sociale des gens de mer, et que l'on a démontré, en faveur des marins imprévoyants, la nécessité de l'assurance, il s'agit pour l'État de régler les conditions de sécurité et de tarification propres à favoriser une semblable fondation, indispensable pour parer aux tristes conséquences des accidents maritimes. Les héros du travail, sur mer comme sur terre, doivent bénéficier, sans retard, de ces tutélaires institutions, seules capables de mettre à l'abri de la noire misère et de l'humiliante aumône, les familles des naufragés.

CHAPITRE XXX

LA PRÉVENTION DE LA CÉCITÉ

Londres, qui est vraiment la capitale de l'assistance philanthropique, et qui arrive (par la seule force de l'initiative privée) à fonder les institutions charitables les plus pratiques, Londres possède, depuis plusieurs années déjà, la *Society for the prevention of Blindness*, qui s'occupe de restreindre les origines, si multiples, de la cécité. La première condition, pour toucher à ce but, c'est assurément la vulgarisation universelle et intégrale des causes qui créent le plus d'aveugles et des remèdes à leur appliquer.

Les maladies des yeux sont, fréquemment, de cause héréditaire : c'est pour cela que dans la plupart des hospices, les mariages entre aveugles sont interdits. Les états constitutionnels (syphilis, scrofule, lèpre), et la consanguinité des parents, sont cause d'une foule de graves affections visuelles, capables d'entraîner la cécité à la naissance ou peu après. Dans l'enfance, la scrofule joue (comme chacun le sait) un rôle capital pour la production des maladies des yeux : elle se localise principalement sur la cornée. Outre les remède sociaux souhaitables pour l'amélioration du sort des basses classes, Fuchs préconise, avec raison, contre cette maladie, les colonies de vacances et les hôpitaux maritimes : deux excellentes institutions d'hygiène, bien faites pour enrayer les manifestations scrofuleuses et surtout pour prévenir leurs récidives, de plus en plus menaçantes pour la vision.

Parmi les maladies de l'œil causées par l'étude et l'éducation, au premier rang brille la myopie, cette affection des peuples civilisés, qui augmente parallèlement avec le degré des études que l'on impose aux enfants. Nous avons déjà traité (1) cette importante question de médecine scolaire, et fait connaître à nos lecteurs les mesures d'éclairage et de mobilier, ainsi que les méthodes d'écriture, de dessins et travaux manuels, capables de prévenir la myopie. La question est d'une haute importance, la myopie ayant les plus sérieuses conséquences pour l'avenir de la vision, et conduisant, même, parfois, à la cécité absolue.

Le maladies générales retentissent volontiers sur

____

(1) Voir Dr E. Monin. *Les propos du docteur*, 1885, page 139.

les diverses portions de l'organe visuel. La cornée
peut devenir opaque à la suite de la fièvre typhoïde,
du choléra, de la méningite ; se perforer, à la suite
d'abcès, dans la variole, la rougeole. L'iris et la cho-
roïde s'enflamment dans les fièvres graves, dans le
rhumatisme articulaire aigu, dans la fièvre puerpérale. La rétine et le nerf optique se paralysent dans
les fièvres cérébrales et dans l'érysipèle de la face.
Dans ces divers cas, le médecin traitant ne doit pas
se laisser absorber par la gravité de l'état général :
il doit songer toujours aux complications possibles
du côté de l'appareil oculaire, et aviser en conséquence. La devise « *de minimis non curat prætor* » n'a
pas été faite pour les médecins.

Parmi les états chroniques qui contribuent le plus
à la cécité, signalons : la *syphilis* (à cause de sa prodigieuse extension), la scrofule, le scorbut, l'albu-
minurie, le diabète, l'hystérie, la goutte, etc. ; les
vers parasites des yeux (cysticerques) ; les affections
du cerveau et de la moelle épinière ; la grossesse ;
la cataracte chronique. L'intoxication par la nicotine
et par l'alcool, qui, le plus souvent, marchent de
pair ; l'empoisonnement saturnin chez les ouvriers
qui manient les préparations plombiques, sont, fréquemment aussi, causes d'amblyopies graves, dont
la prévention est très simple, puisqu'elle consiste à
ne pas laisser entrer dans l'économie le poison capable de causer la perte de la fonction visuelle !

Les maladies contagieuses des yeux sont celles

qui font courir à la vision les plus grands dangers. *L'ophtalmie purulente* des nouveau-nés se présente sous les deux formes aiguë et chronique, toutes deux très contagieuses. L'infection se manifeste pendant l'accouchement, au moment du passage de la tête, et résulte de l'inoculation directe du muco-pus virulent de la mère à la conjonctive de l'enfant. La conjonctivite se transmet, ensuite, d'un nourrisson à l'autre, et l'on constate ainsi, trop souvent, de véritables épidémies d'ophtalmie purulente, dans les maternités et les établissements d'enfants trouvés. Cette maladie (hélas! commune), par les lésions graves qu'elle détermine sur l'appareil oculaire, est l'une des causes les plus puissantes de cécité.

Son traitement préventif consiste : 1° à désinfecter, par des lavages antiseptiques, les parties génitales de la mère ; 2° à nettoyer soigneusement, dès la naissance, les yeux du nouveau-né avec une solution phéniquée faible; 3° à neutraliser, enfin, la virulence par des instillations d'une solution de nitrate d'argent au deux centième. C'est le devoir des médecins et des sages-femmes de veiller sans cesse à l'application de ce traitement; c'est le devoir des écrivains médicaux de répandre, partout, ces notions indispensables, et de faire connaître aux parents les dangers que courent leurs bébés, par le fait de la plus redoutable maladie. D'ailleurs, même dans le cas où un œil serait déjà pris, des pansements intelligents seraient tout-puissants pour préserver l'autre.

La forme chronique de l'ophtalmie purulente est connue en médecine sous le nom de *trachôme*, ou ophtalmie granuleuse. On l'appelle encore *ophtalmie d'Egypte*, à cause de l'épidémie célèbre qui frappa, dans ce pays, au commencement du siècle, les soldats de Bonaparte. L'encombrement des écoles, des hospices et des casernes, les grands mouvements militaires, et toutes les agglomérations en général, favorisent, du reste, le développement de ces épidémies. La malpropreté est un facteur important (épidémies chez les juifs; en Finlande, en Irlande, en Orient, etc.). La lumière éclatante du soleil, la poussière, la chaleur, favorisent, en Egypte, son évolution. La maladie, étant chronique, cause évidemment moins de cécités que l'ophtalmie aiguë; mais elle amène de graves incapacités de travail, incapacités qui, en Belgique, d'après Juengken, atteignirent, il y a cinquante ans, jusqu'au sixième de la population!

Comme traitement, il faut : 1° isoler sévèrement les malades et diminuer l'encombrement; 2° *réformer* les trachomateux; 3° recommander aux soldats de n'user que de linge personnel et de se laver souvent les yeux; 4° inspecter périodiquement les troupes et soigner les sujets atteints, en ne les renvoyant dans leurs foyers qu'après guérison. Voilà pour les militaires. Des règlements analogues s'appliqueront aux établissements publics. Il n'y a que pour la population civile que le traitement offre de grandes difficultés : il y aurait peut-être lieu d'appliquer à l'ophtalmie granuleuse les lois qui régissent les autres maladies contagieuses.

Depuis que l'art des accouchements a bénéficié des conquêtes antiseptiques, l'ophtalmie purulente des nouveau-nés est devenue plus rare et moins grave. Toutefois, il importe toujours de mettre en garde, dès leur grossesse, les femmes affligées d'écoulements, leucorrhéiques ou autres, contre la transmission possible de leurs virulences aux yeux du nouveau-né, pendant le travail de l'accouchement. Des lavages antiseptiques soigneux, pratiqués, dans toute la zone génitale, au moyen du sublimé au trois millième, réussiront ordinairement à prévenir la contagiosité des écoulements gonorrhéiques ou leucorrhéiques, surtout si ces lavages sont pratiqués à l'époque la plus rapprochée de la parturition. Les yeux du nouveau-né devront être lavés avec la même solution. Si un œil s'attaque, il faudra préserver l'autre et soigner l'œil atteint au moyen des instillations de nitrate d'argent au centième ou bien de la poudre d'iodoforme. Lorsque la conjonctive présente un gonflement inflammatoire qui tend à étrangler la cornée, le praticien ne devra pas hésiter à pratiquer de larges scarifications de ce *chémosis*, scarifications aussi inoffensives qu'indispensables au salut de la vision.

La prévention de l'*ophtalmie diphtéritique* exige encore plus d'attention : mais cette affection est très rare, en dehors de l'Allemagne du Nord et de la Hollande.

Les métiers exercent sur les maladies des yeux une notable influence. La myopie est l'apanage des professions où l'on applique, d'une façon précise et prolongée, la vision rapprochée : professions libérales, bijoutiers, typographes, couturières, etc. Les abcès de la cornée sont fréquents chez les paysans, moissonneurs, etc. Les blessures de l'œil atteignent surtout les artisans, serruriers, maçons, forgerons, etc., par contusions, brûlures, corps étrangers, explosions, piqûres, etc.

D'après le docteur Van Dvoremaal, de La Haye, dans la majorité des cas, la cécité professionnelle à la campagne est causée par un traumatisme insignifiant (kératite des moissonneurs) et une infection grave (blennorrhée du sac lacrymal). A la ville, elle est causée par un traumatisme sérieux, sans ou à peu près sans infection. A la campagne, il s'agit donc de prévenir l'infection ; à la ville, il s'agit de prévenir le traumatisme.

Le port de lunettes ou de masques protecteurs pour les ouvriers ; l'interdiction des jouets d'enfants dangereux ; l'institution de secours médicaux, appliqués à temps ; l'énucléation rapide de l'œil perdu, afin de sauver l'autre de l'*ophtalmie sympathique*, etc., restreindraient considérablement les cas de cécité nés d'un traumatisme accidentel. Enfin, la répression de la misère, l'éducation du peuple, la diffusion des notions relatives à la propreté ; la réglementation du travail dans les fabriques, la surveillance des logements, etc., complèteront la prophylaxie de la cécité. Au point de vue de l'hygiène de l'éclairage, c'est la lumière électrique qu'il faut préférer, mais en la rendant uniforme et en dérobant aux yeux la source lumineuse. Après l'électricité, c'est l'éclairage au pétrole, et le gaz en troisième lieu, que recommande le professeur Fuchs.

CHAPITRE XXXI

L'HYGIÈNE DE L'OREILLE. — LA PROPHYLAXIE
DE LA SURDITÉ.

Quiconque sait les misères des sourds et la fragilité fonctionnelle de l'audition, reconnaît, implicitement, la haute importance de l'hygiène de l'oreille. Sa vulgarisation permettra d'arriver, peu à peu, mais sûrement, à diminuer les causes de la surdité et à restreindre, de beaucoup, la proportion élevée des sourds (elle est, pour notre pays, de 1 pour 2,000 habitants environ).

L'ouïe est le sens vital, la faculté sociale par excellence; à sa conservation intégrale se trouve, pour ainsi dire, rivé le bien-être physique et mental de l'homme. « La surdité, a dit Lecat, est une mort prématurée. » Le sourd (remarquez-le) est toujours misanthrope, souvent mélancolique. Il est plus malheureux que l'aveugle, parce que, plus que ce dernier, il se trouve isolé de la vie affective, sans laquelle, hélas! tout est vain et vide! Si vous parlez à un aveugle, vous lui versez l'oubli de sa misère ; tandis qu'en parlant à un sourd, vous lui rappelez, amèrement, son infirmité. Bonnafont l'a dit excellemment : « L'esprit du sourd est enfermé dans un sommeil éternel. »

Il faut, dès la naissance, s'assurer de la perméabilité du conduit auditif et de la caisse du tympan chez le nouveau-né ; protéger l'organe de l'ouïe contre le froid et l'humidité ; éviter les bonnets trop serrés, qui irritent la peau, déforment et effacent le pavillon. On soustraira l'enfant aux bruits violents ; on évitera de lui parler de trop près, et surtout de l'embrasser dans les oreilles ; de battre des mains à sa proximité ; on débarrassera de toute sécrétion cérumineuse excessive le méat auditif... Les corps étrangers que les enfants introduisent dans leurs oreilles s'extraient aisément, à l'aide de fortes injections d'eau tiède. Mais n'oublions pas que l'appareil auditif est, comme l'a dit de Troeltsch, un appendice de l'appareil respiratoire (Cozzolino appelle ingénieusement les trompes d'Eustache, « les bronches de l'oreille »). Il faut donc veiller, avec le plus grand soin, sur les affections du nez et de la gorge, dont le retentissement auriculaire est extrêmement commun.

Les plus ignorants en anatomie connaissent les rapports intimes qui unissent le nez et la gorge à l'organe de l'ouïe. Il existe de nombreux cas de surdité dus à un simple coryza, dont l'inflammation s'est propagée à la caisse du tympan par le canal de la trompe d'Eustache : tous les jours, le spécialiste fait ainsi entendre des sourds, uniquement par le traitement rationnel d'une affection nasale négligée ou d'une angine chronique.

Les parents doivent veiller, avec sollicitude, sur la fonction auditive de leurs enfants, surtout pendant la période de scolarité : il est absolument démontré que bien des écoliers ne sont paresseux, distraits et « mauvais élèves » que parce qu'*ils n'entendent point*. Tous les jours, il faut entretenir la propreté du conduit auditif, à l'aide du cure-oreilles. On ne doit jamais se servir, à cet effet, d'un corps dur et rigide, même recouvert de linge ou de ouate. Cette pratique est trop nuisible à l'avenir de l'organe : on l'a vue entraîner les plus graves accidents! Il faut nettoyer le conduit auditif avec un coin de serviette roulé et légèrement humide, mais sans vouloir pousser plus loin que l'orifice et le premier tiers du conduit. La matière cérumineuse est, d'ailleurs, nécessaire, en petite quantité, pour lubréfier la muqueuse, arrêter les corps étrangers, etc. On ne doit pas plus chercher à l'enlever complètement qu'à débarrasser de leur huile les rouages d'une machine, sous un fallacieux prétexte de nettoiement.

Pour conserver l'intégrité de l'ouïe, il faut éviter les courants d'air froid, l'air comprimé (détonations);

rejeter du costume des enfants les béguins ou les bonnets serre-têtes, capables de comprimer et de déformer le pavillon de l'oreille. Il faut se garder également de susceptiliser l'organe, en bourrant habituellement du coton dans le conduit. Laissons à l'enfant sa toison capillaire naturelle ; veillons, chez lui, à une bonne hygiène du vêtement, et nous préviendrons les rhumes et les angines, qui président si fréquemment à l'installation des otites de tout genre !

Le célèbre auriste viennois Politzer affirme, avec raison, que les conséquences fâcheuses des corps étrangers dans les oreilles dérivent surtout des tentatives d'extractions violentes et irrationnelles. Ordinairement faciles à enlever pour le spécialiste avisé, les corps étrangers résistent, du reste, aux maladroites pratiques des personnes étrangères à l'art de guérir : elles ne savent, le plus souvent, que provoquer des inflammations dangereuses et des lésions définitives.

Il faut soigner, avec attention, ainsi que nous le laissions pressentir, il n'y a qu'un instant, toutes les maladies de la gorge et du nez, surtout chez les enfants : elles forment, avec les affections de l'ouïe, les trilogies morbides les plus enchevêtrées et les plus fertiles en conséquences sérieuses.

A l'école, il faut noter *défectueuses* et soigner comme telles les oreilles ne percevant pas, à la distance de cinq mètres, une dictée faite à voix basse (Moure). De cette manière, on ne prendra plus pour arriérés ou paresseux des écoliers qui n'ont d'autre vice qu'une oreille dure. La période scolaire est, du reste, ordinairement traversée par les fièvres éruptives, les rhumes, les coryzas et angines à répétition, qui sont sources inépuisables d'otites moyennes et d'inflammations de la caisse du tympan. On remédiera aux dangers de ces complications auditives, en soignant, de bonne heure, les écoulements d'oreille, et en pratiquant, avec la poire de Politzer, des insufflations d'air dans la trompe d'Eustache. Les mères de famille doivent être au courant de toutes ces particularités et provoquer l'examen fréquent de la fonction auditive chez leurs enfants, surtout à la suite de la rougeole, de la grippe, de la scarlatine, de la diphtérie et des catarrhes naso-pharyngiens, qui évoluent si volontiers sur le terrain lymphatique propre au jeune âge... Tout ajournement curatif est une menace de surdité : car, plus l'enfant avance en âge, plus le traitement est entaché de stérilité probable.

Quant aux professions, les plus nuisibles à l'audition sont celles qui engendrent des bruits violents et répétés : ateliers en fer, fonderies, chaudronnerie, serrurerie, artillerie, chemin de fer. L'usage du bourdonnet d'ouate s'impose aux artisans de ces métiers bruyants.

Toutes les fièvres graves, toutes les infections générales sont également capables d'entraîner, du côté de l'ouïe, des complications.

Il ne faut jamais laisser sans traitement une suppuration quelconque de l'oreille; et nous nous rallions pleinement à l'opinion du docteur Hamon, lorsqu'il demande qu'on interdise l'entrée de l'école à tout enfant atteint d'écoulement auditif.

Pour notre part, dans la circonscription du sixième arrondissement de Paris, confiée à nos soins de médecin-inspecteur scolaire, nous avons toujours procédé de cette manière, la seule conforme à l'humanité et à la saine raison. Il est regrettable de voir les règlements d'exclusions se borner aux seules maladies contagieuses. Tous les malades, et principalement les enfants affectés d'une suppuration quelconque, devraient rester consignés en dehors des locaux scolaires. C'est souvent, — à Paris, du moins — le seul moyen pratique d'obtenir quelques soins élémentaires pour de pauvres petits êtres... Car, n'en doutez pas : beaucoup de parents croient encore que la suppuration du conduit auditif, par exemple, est une salutaire dérivation de la bonne nature, qui veut *dépurer* le sang de ses mauvaises humeurs ! C'est absolument comme les poux, santé des enfants... et surtout malpropreté des parents !

⁎

Dans le traitement actuel des affections fébriles, on abuse à tort de la quinine, de l'antipyrine et surtout des salicylates. Ces médicaments, d'une merveilleuse énergie, possèdent, sur la portion nerveuse de l'appareil auditif, une action débilitante dangereuse, fertile en surdités d'une guérison plus que problématique. On ne saurait donc trop recommander aux praticiens la plus grande prudence dans l'administration de ces médicaments, *acouphobes* au premier chef.

Un point original, élucidé surtout par le professeur Cozzolino, de Naples, c'est celui qui concerne l'action des *bains de mer* sur l'appareil auditif : il paraît démontré que non seulement les bains de mer aggravent les affections de l'oreille préexistantes, accroissent les otorrhées et précipitent les scléroses, mais encore qu'une oreille parfaitement saine souffre, fréquemment, des bains de mer, et que diverses lésions du conduit des trompes et de la caisse du tympan peuvent succéder à l'introduction de l'eau de mer dans les oreilles. Il faut donc éviter de plonger la tête dans l'eau, sans avoir occlus le méat auditif par une boule de coton enduit de cire, et même éviter de faire pénétrer de l'eau de mer dans les fosses nasales. Ces précautions sont surtout indispensables pour les personnes qui ont précédemment souffert d'affections dans les oreilles.

L'appareil auditif est (on le voit) aussi délicat que l'appareil oculaire : ses lésions les plus minimes, lorsqu'elles sont négligées, ne tardent pas à entraîner plus ou moins rapidement la perte totale de la fonction.

A ce moment, souvent, il est trop tard pour aviser, et l'infirmité est définitivement acquise : la médecine est impuissante et tous ses efforts sont inutiles... Dans ces derniers temps, on a appliqué, souvent avec succès, l'électricité à courants continus pour la cure de certaines surdités, d'origine surtout nerveuse. Le docteur Ladreit de Lacharrière, si compétent dans tout ce qui concerne la surdi-mutité, a le ferme espoir de voir un jour le téléphone atténuer singulièrement les tristesses de la surdité. Une lame vibrante, comme la peau d'un tambour, ne peut-elle propager, en effet, par des fils téléphoniques, les vibrations sonores dans les écoles, les assemblées politiques, les théâtres ? Les déshérités de l'ouïe pourraient ainsi reprendre place, par cet artifice, au foyer de la vie commune et verraient, de cette manière, leur isolement cesser de temps à autre.

*
* *

Dans son excellent petit traité de l'*Hygiène de l'oreille*, le docteur Cozzolino met en garde l'intéressante tribu des sourds contre les immoralités du commerce des cornets acoustiques portatifs. « Il est, dit-il, scientifiquement impossible d'améliorer l'audition avec des cornets de dimension inférieure à celle du pavillon et du conduit. » Ces appareils ne sont pas seulement inutiles, ils sont même dangereux, parce qu'ils irritent le méat et diminuent encore la fonction. D'ailleurs, les cornets acoustiques ne s'appliquent

que dans les cas où *l'appareil nerveux auditif* est
intact ou sain. Ce ne sont qu'appareils de transmission. C'est donc faire œuvre d'exploiteur malhon-
nête que de recommander, à distance, ou par voie
d'annonces, la prothèse acoustique à tous les sourds.
Il en est de même des tympans artificiels et autres
baumes auditifs... Quand donc le public se décidera-
t-il à *ne plus vouloir être trompé*, et lorsqu'il s'agit,
surtout, de sa santé (cette unité qui fait valoir tous
les zéros de la vie), comprendra-t-il qu'il est de son
intérêt de consulter un médecin instruit, un spécialiste diplômé et compétent?...

Les anciens, pour qui l'acoustique pratique avait
peu de secrets (ainsi que le montrent encore celles
de leurs salles de théâtre que le temps a respec-
tées), les anciens connaissaient aussi bien que nous
les cornets acoustiques. Denys le Tyran se tenait,
d'habitude, dans un *auditoire* en forme de limaçon,
qui faisait communiquer les cachots avec sa chambre
à coucher. Asclépiade traitait la surdité par une
trompette. Alexandre le Grand commandait à son
armée à l'aide d'une corne circulaire de deux mètres
et demi, dans laquelle sa voix s'entendait à la distance de cent stades, plus de dix-huit kilomètres :
c'est, du moins, Quinte-Curce qui l'affirme !

Si, comme l'a exprimé de Trœltsch (de Würzburg),
les lunettes pour oreilles sont encore à découvrir, cela
tient surtout à ce que les lois physiques de l'acoustique sont très différentes de celles de l'optique. La

lumière se propage en ligne droite, et le son dans tous les sens : par quoi remplacer les lentilles, en acoustique ? Par des combinaisons renforçant le son. Mais, passé un certain degré d'intensité, le son articulé devient confus, et cesse d'être perceptible.

Les cornets acoustiques ont été divisés, par Toynbee, en plusieurs classes. Il y a, d'abord, ceux qui tiennent seuls dans l'oreille, sans l'aide de la main. Ces instruments (*oreillons*, *abrahams*, *conques*, etc...) ne rendent aucun service quand le conduit auditif n'est pas rétréci : ils ne servent, en effet, qu'à maintenir ses parois écartées et ses dimensions normales. Ce sont, toutefois, les plus employés, parce qu'ils respectent le mieux l'amour-propre, si chatouilleux, des sourds.

Une seconde classe comprend les cornets que ces infirmes tiennent à la main, porte-voix ordinaire, cornets en trompette ou paraboliques, cornets cylindriques, coquillages naturels, entonnoirs spirales. La troisième classe comprend les cornets dont une extrémité est placée dans l'oreille d'un sourd et l'autre bout est tenu par l'interlocuteur : une disposition à trois branches de ces cornets est très applicable, d'après le docteur Gellé, à l'éducation des enfants sourds.

Il existe, enfin, en dehors des cornets et tubes, certains appareils acoustiques basés sur la transmission cranienne des vibrations sonores. C'est ainsi que l'on peut entendre *par les dents*, en plaçant entre les mâchoires une tige préparée : c'est de cette façon que l'illustre Beethoven, devenu sourd, réussissait à percevoir les sons qui s'échappaient de son piano. Les Japonais ont remplacé la tige de bois par un éventail ingénieusement disposé. L'*audiphone* de Colladon n'est autre chose qu'un *dentophone* perfectionné. Enfin Politzer, a imaginé une sorte de tympan artificiel, assez peu pratique et qui améliore bien rarement l'état de l'audition.

Nos lecteurs voient, en somme, d'après cette rapide énumération (empruntée à un excellent travail du docteur Rattel) que les instruments destinés à renforcer la parole et à rendre à l'oreille son acuité et son accommodation normales, sont loin d'être parfaits. Néanmoins, leurs indications curatives existent dans tous les cas où l'appareil auditif *externe* est seul intéressé : mais, quand l'oreille profonde est malade, adieu la prothèse ! M. le docteur Rattel pense, par expérience, que les cornets acoustiques peuvent cependant rendre de réels services, pour développer le peu d'audition qui reste chez les sourds-muets. Ils leur permettront ordinairement d'entendre leur propre voix et de parler, par conséquent, plus correctement. Ils serviront ainsi de base à une véritable gymnastique auditive, dont tous les professeurs de sourds-muets feront sagement d'user, à l'imitation de Toynbee et de l'Ecole anglaise « *for aural instruction.* »

*
* *

Nous ne saurions, d'ailleurs, terminer ces pages, consacrées à l'hygiène auditive, sans dire un mot des *sourds-muets*, dont l'éducation occupe une si large place au milieu de ces institutions secourables que la Convention nationale appelait des dettes sacrées.

Nous venons de voir, lecteurs, que plus de la moitié des cas de surdité dérivent de la négligence des lois de l'hygiène, et pourraient être facilement évités si l'on savait, à temps, rémédier aux causes morbides qui préparent les sourds ! Il semble, en effet, démontré, malgré certaines statistiques, que la surdité *de naissance* est rare ; qu'elle représente, tout au plus, le quart des surdités totales... Mais c'est dans les premiers temps de la vie que le mal éclate le plus souvent, à la suite de lésions plus ou moins inaperçues : il revêt ainsi l'apparence congénitale.

La surdi-mutité de naissance est causée par les mariages consanguins, les unions entre sourds-muets, certaines malformations fœtales peu connues... La surdi-mutité infantile dérive des lésions qui peuvent assaillir la première enfance ; maladroite application du forceps; catarrhe nasal du nouveau-né ; chutes sur la tête, chez le nourrisson ; compression du pavillon par un béguin trop serré ; exposition au froid; négligence des soins de propreté ; introduction de corps étrangers dans les oreilles.

C'est, ordinairement, à la faveur de l'angine ou du coryza, que les maladies éruptives et les gourmes transmettent aux organes de l'ouïe leurs inflammations catarrhales : mais la perte complète de l'audition dans les maladies infectieuses s'explique surtout par les convulsions et la méningite, et les rapports de voisinage que le cerveau affecte avec l'oreille interne (nerf acoustique).

Quoi qu'il en soit, voici la loi établie par un maître auriste, le docteur Ladreit de Lacharrière : toutes les fois qu'un enfant perd l'ouïe durant ses huit premières années, il devient muet, par oubli de langage, et jusqu'à l'âge de quatre ans cette mutité est fatale...

Il n'existe point, en effet, un langage naturel et spontané : tout langage articulé est chose acquise. L'enfant ne parle pas parce qu'il n'entend pas. Aussi faut-il commencer le plus tôt possible l'éducation du sourd-muet. Son larynx, quoique normalement conformé, a besoin d'un exercice actif, qui efface en lui l'atrophie et la disposition à la phtisie. Toute préparation vocale doit donc commencer par une gymnastique pulmonaire, scientifique et réglementée, l'exercice du spiromètre, les actions de souffler une bougie, de fabriquer des bulles de savon, etc... Puis, on arrive aux émissions de son, et l'on corrige, finalement, par d'autres exercices (diète vocale, abaissement forcé de la langue, etc.), les excès détonnants de la voix et tous les vices phonétiques.

Ce n'est que depuis peu, et non sans peine, que l'on a renoncé à la méthode routinière des *signes*, pour l'éducation des sourds-muets. Le congrès de Milan (1880) a adopté décidément la méthode orale, aujourd'hui en vigueur dans les 70 écoles de sourds-muets établies en France. Soit dit en passant, dès 1879, l'auteur de ces lignes se prononçait, contre l'abbé de l'Epée, l'éducateur par gestes, en faveur de Heinicke, l'inventeur de la méthode d'articulation...

En quoi consiste donc la méthode orale ou d'articulation ? Tout simplement à faire parler le sourd-muet en lui faisant *entendre*, pour ainsi dire, la parole par les yeux. Il s'agit de réaliser, chez lui, l'effort imitatif capable de faire saisir les modifications qui interviennent, dans le cerveau pensant, pour transmuter le son en parole : *difficile ac divinum opus !*

C'est à un jeune et très regretté professeur de l'Institution nationale des sourds-muets de Paris, M. Ludovic Goguillot, que nous devons l'ouvrage le plus complet, le monument le plus durable, élevé à la gloire de cette admirable méthode orale. Au moyen d'un grand nombre de figures, représentant, pratiquement et pour chaque son, l'aspect du visage, la coupe des organes phonateurs, l'inscription des mouvements de la langue sur la voûte palatine, et enfin le principal procédé d'enseignement, —

M. L. Goguillot nous fournit la clef de la méthode d'articulation, *la seule qui permette au sourd de parler et de lire la parole sur les lèvres,* — et qui lui donne ainsi accès dans la société de tous et non pas seulement le droit de domicile que Wallis et de l'Epée lui avaient assigné dans la société des sourds-muets ses semblables.

Il est vrai que le professeur a besoin, ici, d'une expérience consommée et d'une angélique patience. Les premières leçons ne donnent absolument rien ; parfois, ce n'est qu'au bout de plusieurs mois que l'enseignement porte quelques fruits. Il faut assister aux cours pour avoir une idée des déceptions et des dégoûts que doivent braver sans cesse les martyrs de ce rude professorat. Que de science, d'activité, de sagacité sont exigées de ces obscurs apôtres de l'éducation et de l'Assistance !

Avant tout, il faut examiner la situation physique et intellectuelle de l'élève ; mesurer son degré d'audition et de perception ; ne jamais recourir aux signes, mais toujours au langage d'action ; faire, outre l'enseignement de la gymnastique bucco-linguale, l'éducation complète du toucher et de la vue, qui doivent, par leur finesse, suppléer aux lacunes de l'audition absente. Le sourd-muet doit, en effet, fixer constamment la physionomie de celui qui lui parle ; décomposer par la vue les mouvements qu'il perçoit ; analyser par le toucher les vibrations qui accompagnent l'émission vocale, etc., etc. Pour arriver à l'imitation parfaite, l'emploi du miroir est fort utile : il mène plus aisément à cette sorte de lecture synthétique où l'œil du sourd arrive à reconnaître les mots par leur vie labiale !

Avec certains *demi-sourds*, on obtient aussi la plus rapide éducation auditive, par les tubes acoustiques et l'inscription des mouvements phonétiques. Cette dernière méthode, dite de Rosapelly, nous semble perfectible et appelée à un réel avenir : elle consiste à inscrire en courbes les vibrations laryngiennes, les mouvements des lèvres, de la langue et du voile du palais, et ressemble assez, en somme, à l'enseignement de l'écriture aux aveugles. Nous croyons toutefois que cette méthode, en apparence simple et théoriquement rationnelle, mènerait, telle qu'elle existe, à l'émission de sons impurs : car le *contact lingual* est de la plus haute importance pour obtenir une émission vocale élégance et dûment timbrée...

Victor Hugo a dit :

> Tout ce qui souffre est plein de haine.

Réhabilité aujourd'hui par la méthode orale et réintégré dans tous les droits sociaux, le sourd-muet cesse maintenant de souffrir et de maudire la société.

Son affranchissement intellectuel est accompli ; l'instruction la plus étendue lui est ouverte ; il cesse d'être à charge à lui-même et à la bienfaisance nationale. Quels magnifiques résultats, et quels plus beaux noms à inscrire au Panthéon humanitaire, que ceux de Heinicke, Amman, Pereire, les trois grands initiateurs de l'enseignement actuel donné aux sourds-muets !

*
* *

A cette longue étude, donnons une conclusion pratique qui nous servira de résumé :

En soignant, dès l'enfance, les affections de l'oreille, au moyen d'une médecine rationnelle, et non de la soi-disant médecine des bonnes femmes, on rendrait au service militaire plus de la moitié des jeunes soldats réformés ou exemptés pour cause de surdité ; et ces malheureux cesseraient, du même coup, de grever le budget, si lourd déjà, de l'Assistance publique. Veillons donc à l'hygiène de l'oreille, chemin du cœur, organe de la fonction intellectuelle et sociale par excellence, et véritable précepteur de la parole. Songeons aux misères des sourds ; et nous nous appliquerons d'autant mieux à maintenir, dans la plus fine intégrité, les divers rouages du mécanisme auditif, aussi admirable qu'il est compliqué.

CHAPITRE XXXII

LES PROGRÈS DE LA CHIRURGIE

Le dernier Congrès de Paris a mis en évidence, une fois de plus, les incessants progrès de la chirurgie contemporaine et les remarquables résultats obtenus par l'éloignement systématique des germes infectieux. Le professeur Guyon a parfaitement résumé l'histoire de ce cycle progressif, tant glorieux, si riche de brillants travaux et de promesses assurées pour l'avenir. Il nous a mis, enfin, en garde, avec raison, contre un grand écueil : tout devenant possible, en fait d'opérations, grâce aux nouvelles méthodes, il est à craindre que le chirurgien devienne (à cause de cette impunité même) beaucoup trop prodigue d'actes opératoires. La liesse actuelle peut tourner demain à l'orgie.

Il ne suffit pas, hélas ! qu'une opération soit possible pour que le chirurgien soit autorisé à la pratiquer. Il faut aussi que l'intervention opératoire soit apte à rendre de véritables services curatifs à celui qui en est l'objet. La sécurité des résultats de l'acte chirurgical, bien loin d'encourager à l'abus des opérations, doit plutôt pousser l'homme de l'art vraiment digne de ce beau nom à perfectionner les éléments encore incertains du diagnostic et du pronostic. « Le cerveau de chirurgien, dit M. Guyon, doit être exercé à l'égal de sa main. » C'est en suivant ces excellents principes que nous pouvons espérer limiter, un jour, au strict nécessaire, le champ de l'intervention opératoire. Il est bien certain que l'avantage serait marqué, s'il nous était loisible d'attaquer, par d'autres voies que celles de la chirurgie sanglante, les manifestations externes de la tuberculose et surtout du cancer. Quel bonheur pour les chirurgiens, le jour où ils seraient dépossédés des pénibles angoisses où les tient l'attente d'une récidive !...

En attendant, certains domaines, jusqu'ici interdits à la chirurgie, sont aujourd'hui envahis par elle, avec le plus grand succès. Combien d'épilepsies partielles, de méningo-encéphalites limitées, de paralysies par compression, ont pu, grâce à la *crâniectomie*, être radicalement guéries, qui naguère étaient condamnées à une issue fatalement funeste !

On connaît le beau tapage que la presse a fait, il y a peu de temps, au sujet d'une merveilleuse opération, effectuée par le docteur Lannelongue; ce maître n'avait fait rien moins que de restituer les facultés intellectuelles à un idiot, par le moyen de la trépanation. Depuis le jour où notre savant chirurgien s'est fait ainsi le promoteur de la *crânieclomie chez les microcéphales* (en s'appuyant sur le fait avéré que, chez ces dégénérés, l'ossification des sutures crâniennes est anticipée et met obstacle, de cette manière, au développement ultérieur du cerveau), les chirurgiens ont eu l'occasion d'user et d'abuser de la trépanation dans des cas analogues. Il n'est pas une famille possédant un enfant idiot, qui n'ait fait, auprès d'un chirurgien ou même d'un médecin (nous avons été, nous-mêmes, l'objet de plusieurs demandes de ce genre) toutes les instances voulues pour les décider à l'acte opératoire.

En elle-même, la crâniectomie n'a rien de très grave, et ses résultats immédiats sont fort satisfaisants, puisque, sur 25 opérations, M. Lannelongue n'a eu à déplorer qu'un seul cas de mort. Quant aux résultats *définitifs*, ils sont loin d'être aussi brillants. Parfois, les petits opérés ont été améliorés, pourtant, au point de vue de la marche, de la croissance, de la parole et même quelquefois du développement intellectuel. Des crises épileptiques et d'autres troubles cérébraux ont pu ainsi être conjurés. Mais, le plus souvent, ces succès sont éphémères et la récidive des troubles cérébraux suit de très près l'opération. La bénignité chirurgicale nous est, d'ailleurs, un sûr garant de quantité de tentatives prochaines dans ce sens ; de sorte que nous ne pouvons tarder à être édifiés sur les conséquences scientifiques absolues de la trépanation chez les enfants arriérés, ou, plus exactement, de la crâniectomie chez les microcéphales ! D'ores et déjà, toutefois, nous savons que, lorsqu'on a pu découvrir le siège probable des lésions (en rapprochant les symptômes observés de nos connaissances physiologiques sur les *localisations* cérébrales), les opérations de trépan ont beaucoup plus de chances d'être suivies de résultats satisfaisants et vraiment palpables.

Il en est de même de la *laparatomie*, des incisions du péritoine, des articulations, de la plèvre, etc., etc., qui, grâce à la fidélité antiseptique, sont devenues opérations courantes, inoffensives, restrictives de la mortalité, dans des cas jugés, il y a moins de vingt ans, comme absolument désespérés.

On peut en conclure que, si l'antisepsie n'a point fait sensiblement progresser la cure des maladies internes (1), elle a, en revanche, modifié complètement la face de la chirurgie contemporaine. Ce n'est pas, toutefois, que les anciens méconnussent entièrement les bons pansements. Lorsque Hippocrate recommandait l'eau bouillie pour laver les plaies ; lorsque Galien préconisait l'usage des cordes fines pour les ligatures ; lorsque Celse formulait, comme topiques chirurgicaux, le goudron, le sel marin, le

____

(1) Voir Dr E. Monin : Préface du *Formulaire de médecine pratique.*

sulfate de cuivre et les gommes-résines ; lorsque
Paul-d'Egine, deux mille ans avant le thermo-cau-
tère, conseillait d'opérer certaines tumeurs à l'aide
d'un couteau incandescent, ces illustres ancêtres
faisaient de l'antisepsie, inconsciente, peut-être,
comme la prose de M. Jourdain : mais pour éloigner
définitivement les anciens pansements *sales*, il fallait, à toute force, la crainte du microbe, ce commencement de la sagesse chirurgicale.

Fût-elle reconnue archi-fausse, la théorie des
germes n'en aura donc pas moins rendu à l'art
autant de services que la moins hypothétique de
nos doctrines biologiques : en imposant la propreté
des plaies, leur saine suture, leur drainage métho-
dique, leur occlusion et leur compression raison-
nées, l'antisepsie a éloigné, en tant que doctrine,
toutes ces complications anciennes, qui désespé-
raient si fort les chirurgiens nos prédécesseurs. Les
infections purulente et putride, les érysipèles et la
pourriture d'hôpital sont devenus très rares : la chirurgie actuelle peut, d'une part, se permettre de
conserver des membres qui tombaient, fatalement,
il y a vingt ans, sous le couteau opératoire ; et,
d'autre part, elle peut tenter, sur des régions jadis
envisagées comme les *noli me tangere* de la chirurgie,
les interventions les plus audacieuses ; et cela, avec
la certitude presque mathématique du succès.

Nos faits-divers ne relatent-ils pas, tous les jours,
les exploits des virtuoses du bistouri, qui taillent le

péritoine, résèquent le foie et les reins, et se soucient aussi peu de l'ouverture du crâne ou de l'abdomen que de *celle* de *Guillaume Tell?*... Un des plus éminents chirurgiens des hôpitaux de Paris a même pu, sans l'ombre d'une complication, au cours de ces dernières années, pratiquer un nombre considérable d'opérations, dans des baraques en bois extrêmement malsaines, consacrées qu'elles étaient, depuis sept ans, à l'hospitalisation des varioleux. Les plaies opératoires les plus étendues guérissent maintenant sans fièvre et sans suppuration : nous sommes loin de l'époque de Velpeau, déclarant qu'une piqûre d'épingle était une porte ouverte à l'infection purulente et à la mort !

Or, que faut-il, en définitive, pour conquérir ces précieux résultats ? Il faut une propreté rigoureuse des instruments et des mains du chirurgien ; un local bien aéré, sans tentures, sans tapis ni rideaux, dont le plancher et les murs puissent être lavés facilement ; des éponges stérilisées et phéniquées ; des fils aseptiques, de l'eau longuement bouillie. Avant d'opérer, il faut savonner le champ opératoire, le laver à l'alcool à 90° et au sublimé. Le professeur Lister, auquel est due la révolution actuelle dans les pansements, conseillait naguère de n'opérer jamais que sous une pulvérisation phéniquée. Il reconnaît, maintenant, l'inutilité de ce *spray,* qui fut son grand cheval de bataille, il y a dix ans, et il l'abandonne, comme il abondonna, du reste, l'acide phénique.

Von Bergmann (l'illustre chirurgien allemand qui

trachéotomisa, comme on s'en souvient, feu l'empereur Frédéric, à San-Rémo), reconnaît, lui aussi, le peu d'importance des substances antiseptiques proprement dites, introduites dans les pansements. La stérilisation des mains, des éponges, des instruments, l'arrêt complet de tout écoulement sanguin et la sécheresse parfaite de la plaie opératoire suffisent, dit-il, pour assurer le succès absolu, dans la plupart des cas. Il suffit de recouvrir la plaie de gaze ou de ouate *aseptiques*, sans adjonctions d'aucune substance chimique : le pansement est maintenu en place huit ou dix jours au moins. Toutefois, lorsqu'on opère dans des cavités, ou bien lorsqu'il s'agit de plaies en suppuration préalable (phlegmons, gangrène, tuberculose), il devient nécessaire de laisser la plaie d'abord ouverte et de la bourrer de gaze iodoformée, que l'on enlève après deux jours. Au bout de ce temps, la plaie peut être suturée, dans la majorité des cas, du moins.

On voit le colossal progrès introduit en chirurgie par ces pratiques, *qui ont doctrinalisé, pour ainsi dire, la propreté indispensable aux pansements*. Ici, la théorie n'a rien créé; elle n'a fait que préciser le manuel opératoire et asseoir la pratique sur des bases solides. Car, ainsi que nous l'avons dit, bien avant Lister et Sédillot, un grand nombre de chirurgiens avaient réalisé déjà de réels progrès dans l'art des pansements : *natura non facit saltus*; les améliorations sont toujours lentes, dans la pratique. Lorsque

Nélaton préconisait l'alcool, Demarquay la glycérine, Boinet l'iode, Lemaire le phénol, Deleau le perchlorure de fer, ils savaient bien qu'ils plaçaient, ainsi, les plaies dans de meilleures conditions pour leur réunion, et qu'ils en éloignaient les complications infectieuses.

Il ne faut pas oublier, non plus, que ces progrès ont été singulièrement préparés par la découverte du chloroforme, qui, en abolissant le supplice opératoire, supprima, comme l'a très bien dit M. Laboulbène, la chirurgie rapide à l'excès, ou *de prestidigitation*. N'ayant plus à compter avec le temps, sûrs de leurs plus délicates dissections, les chirurgiens ont dû, naturellement, exiger qu'un pansement mal fait, que des complications inopportunes ne vinssent plus malencontreusement ternir l'éclat de leurs opérations si finies. De plus, l'anesthésie atténue singulièrement le choc opératoire, et principalement le choc péritonéal : « Sans le chloroforme, nulle ovariotomie n'aurait peut-être jamais réussi » (Gubler). Quand on pense que les plus vulgaires des inventeurs ont des statues, et que l'inventeur du chloroforme, le vainqueur de la douleur humaine, n'a pas la sienne ; bien plus, que le grand public ignore jusqu'au nom béni de ce grand bienfaiteur, on est édifié, n'est-ce pas, sur le degré de gratitude des hommes et sur la justice d'ici-bas ?

C'est à l'illustre Simpson, professeur à Edimbourg, qu'est due cette géniale application des propriétés anesthésiques et résolutives de l'action musculaire, qui appartiennent au chloroforme (découvert en 1831 par le pharmacien français Soubeiran). Avant la vulgarisation de cet agent merveilleux, Jackson (de Boston) avait, d'ailleurs, pratiqué, dès 1845, de volumineuses opérations par le moyen de l'éther, dont l'action anesthésique (quoique beaucoup moins complète et infiniment plus lente), est encore mise à profit, de nos jours, par certains chirurgiens, et notamment par ceux de l'école lyonnaise. Prudemment manié, le chloroforme, lorsqu'il est chimiquement pur, ne présente aucun danger, et ses immenses avantages semblent avoir été prophétisés par le Père de la Médecine, s'écriant : « *Divinum opus sedare dolorem.* »

Simpson fut, d'ailleurs, obligé, dans les pays protestants où il opérait, de se recommander, pour imposer le chloroforme (principalement dans l'art des accouchements) de se recommander, dis-je, de cette origine *divine* de son produit. « Dieu, écrivit-il, est le véritable créateur de l'anesthésie, puisque la Genèse nous rapporte que, lorsqu'il voulut extraire la femme d'une des côtes de l'homme, il plongea Adam dans un profond sommeil. » Ce profond sommeil ne pouvait être évidemment que le sommeil chloroformique...

*
* *

Les progrès de l'orthopédie sont également à noter brièvement dans un ouvrage qui s'intitule : *La lutte pour la santé*. L'orthopédie a pour but la guérison ou la correction mécanique des difformités que la chirurgie, respectueuse, malgré ses audaces, du divin précepte « *primo non nocere* », ne saurait, sans péril probable, entreprendre de faire disparaître. Mais, non seulement l'orthopédie a pour mission de remédier aux affections et vices naissants, de prévenir et de corriger les infirmités physiques, de combattre les défaillances de la taille et les attitudes vicieuses propres à l'enfance : elle veille aussi à compléter les opérations de la chirurgie, qui compte, à bon droit, sur son arsenal perfectionné, pour la simplification et l'achèvement de son rôle. Le domaine de l'orthopédie, bien loin de se restreindre, s'agrandit, conséquemment, tous les jours ; d'une part, les progrès de l'hygiène et de la richesse publiques tendent à conserver, de plus en plus, l'existence, aux produits délicats, malsains et invalides; d'autre part, la vie anormale des villes, l'éducation vicieuse, les défectuosités de l'atmosphère et de l'alimentation, ne cessent de contrebalancer les miracles de la chirurgie proprement dite et d'en amoindrir les résultats.

Les progrès véritables de la chirurgie ne datent que d'hier, lorsque la peur du microbe créa la sagesse des pansements. Point n'est besoin, aujourd'hui, d'être un virtuose du bistouri pour faire des amputations ou des résections, ouvrir le crâne ou l'abdomen, découper la plèvre ou le péritoine. La chirurgie s'est, pour ainsi dire, *démocratisée* de nos jours. Avec l'*anesthésie*, l'*hémostasie* et l'*antisepsie*, il n'est si petit prince de la science qui ne puisse espérer mettre dans son jeu les atouts de la réussite opératoire.

Mais ne nous laissons point entraîner, chers confrères, par ce *prurigo secandi!* Disons-le bien haut : il y a plus de mérite à conserver aujourd'hui des membres qui tombaient il y a vingt ans, sous le couteau opératoire, que de tenter, sur des régions anatomiques difficiles, des interventions trop hasardeuses. Dans l'un et dans l'autre cas, du reste, l'orthopédie n'abandonnera pas vos blessés et remédiera, dans la mesure de ses forces, aux suites de leur *traumatisme*, qu'il soit ou non opératoire...

CHAPITRE XXXIII

LA TRANSFUSION DU SANG

Avec les anciennes méthodes, la transfusion était souvent dangereuse pour le donneur de sang. C'est ainsi que la rue Catherine-d'Enfer dut son nouveau nom de *Le Goff* à un jeune médecin qui succomba à la suite d'une perte trop abondante de sang transfusé à un soldat du Val-de-Grâce ; ce dernier mourut également, d'ailleurs (1876).

Aujourd'hui (ainsi que le déclare expressément Duplay), la transfusion n'est plus, comme naguère, une opération aléatoire pour le malade, et périlleuse pour celui qui donne son sang. Grâce à ses derniers perfectionnements, elle est devenue maintenant une opération classique et sans danger.

L'origine de l'opération qui nous occupe se perd dans la nuit de l'histoire. La plus ancienne transfusion dont il soit fait une mention détaillée, est celle que subit le pape Innocent VIII, en 1493. Ce vieillard, hydropique et *incurable*, fut opéré, par un médecin juif, avec le sang de deux jeunes gens, puisé aux artères carotides ! Les jeunes gens, moururent, naturellement, d'hémorragie ; et le pape d'obstruction circulatoire !

Peu après la découverte immortelle de Harvey, la transfusion fut, un moment, très en vogue. Mais pratiquée avec un appareil opératoire des plus défectueux, elle aboutissait, constamment, à des catastrophes. On se servait, d'ailleurs, du sang de veau, poison mortel pour la circulation humaine, qui ne saurait admettre de globules d'une espèce étrangère. En 1663, la transfusion fut solennellement proscrite par le parlement du Châtelet ; et il ne fallut pas moins de deux siècles pour reviser cette sentence imméritée !...

La première condition pour qu'une transfusion réussisse, est de ne pas injecter d'air mêlé au sang. De plus, il faut injecter le sang humain, *complet*, c'est-à-dire avec tous ses éléments, et dès sa sortie hors des vaisseaux veineux. Quelques secondes d'exposition du liquide sanguin à l'air peuvent tout compromettre : le sang, partiellement coagulé, obstruera les capillaires du poumon et du cerveau, et causera la mort de l'opéré par asphyxie ou par congestion cérébrale. La transfusion *directe* est donc la seule que le médecin soit autorisé à pratiquer. Faite selon la méthode de Roussel, elle constitue alors une opération rapide, précise et fidèle par excellence, qui fait circuler dans les vaisseaux de l'opéré une véritable vie liquide ! Il se fait alors, entre les deux fluides du transfuseur et du transfusé, une manière de *greffe*, qui équivaut à un transport de santé, à une véritable inoculation d'existence.

Nous ne saurions décrire ici l'instrumentation, très simple, d'ailleurs, du docteur J. Roussel. Qu'il suffise à nos lecteurs de savoir que son appareil est le seul qui transfuse directement le sang vivant. Mis à l'abri de tout refroidissement, de tout contact de l'air, le sang ne peut quitter la veine du donneur que pour pénétrer, peu à peu, dans celle du patient. L'inventeur a pratiqué, ainsi, lui-même, plus de cent transfusions, suivies de succès complet dans les quatre cinquièmes des cas. Un jour, à Pétersbourg, l'empereur Alexandre III aida personnellement le docteur Roussel, dans une transfusion faite sur un officier de la garde, son ami intime. Et quand le vieux czar fut éventré par les nihilistes, la première idée des médecins du palais fut d'essayer sur lui une transfusion. Mais les désordres organiques étaient trop grands pour qu'on pût la tenter utilement : Alexandre II mourut, on le sait, sous le vestibule de son palais d'hiver.

Les nombreuses observations, recueillies chaque jour, nous prouvent l'énorme valeur de la transfusion sanguine pour remédier aux hémorragies, aux anémies graves, pour réveiller l'activité du cœur et des vaisseaux; elle seule est capable d'arrêter, au seuil de la tombe, des soldats ayant répandu tout leur sang sur le champ de bataille, ou des femmes saignées à blanc par certains accouchements compliqués.

Quand la transfusion ne sauve pas la vie, elle la prolonge toujours, à condition d'être faite selon la vraie méthode. Aucun risque pour le donneur de sang. Un adulte vigoureux peut, en effet, sans souffrance, perdre la quantité de chair coulante nécessaire et suffisante pour ranimer un mourant. Il est, d'ailleurs, inutile d'aller au delà de 2 ou 300 gr. La transfusion n'est pas destinée à remplacer tout le sang perdu, mais seulement à fournir la quantité indispensable au malade pour en créer d'autre, exciter ainsi, dans les tissus, une vie nouvelle, réveiller enfin la nutrition endormie ou agonisante.

La transfusion est précieuse, surtout contre les hémorragies de l'accouchement. M. Roussel cite, à ce propos, un grand nombre d'observations favorables, entre autres celle de madame M..., marchande de volailles aux Halles, qui, absolument mourante à la suite d'épouvantables hémorragies, est aujourd'hui vigoureuse et robuste, grâce à l'injection directe de 179 grammes de sang *complet*. On doit, d'ailleurs, employer la transfusion à la suite de toutes les hémorragies graves : celles qui résultent de certaines tumeurs utérines (fibrômes); les saignements de nez incoercibles et répétés; les hémorragies des *hémophiles* et des scorbutiques ; elle s'applique enfin aux ulcères de l'estomac, lorsque les malades sont en proie à une anémie profonde, résultant de l'alimentation insuffisante et des vomissements de sang. Dans les plaies de guerre, comme dans les accidents de l'industrie, la transfusion permettra à des sujets épuisés et exsangues de supporter certaines opérations chirurgicales urgentes, qui (sans elle) entraîneraient forcément la mort.

On peut l'employer aussi (mais avec moindres chances de succès) dans les suppurations prolongées, l'asphyxie par submersion, et les empoisonnements du sang (surtout par l'oxyde de carbone); dans le choléra, la rage, le cancer, la morve, la syphilis grave, et d'autres situations morbides désespérées. Elle sert, alors, à prolonger parfois les malades de quelques jours : c'est une opération d'expédient...

On a conseillé enfin la transfusion comme un remède héroïque au nervosisme exagéré. On l'a employée contre les maladies mentales, dans le but d'exciter le réveil de l'intelligence et de ramener l'aliéné à la conscience normale du monde extérieur. Il faut avouer que la transfusion, opération soudaine et brutale, est bien capable d'exercer, sur certaines folies de cause inconnue, une influence perturbatrice favorable. Par exemple, chez les mélancoliques, les déprimés, chez certains déments, et généralement chez tous les délirants ayant besoin d'une médication excitante, ne pourrait-on pas essayer la transfusion du sang, avant que le mal confirmé ne soit devenu incurable? Le docteur Roussel a rapporté ainsi plusieurs guérisons survenues chez des malades, dont l'incohérence et l'obnubilation intellectuelles reconnaissaient pour cause une anémie grave; il a également tiré, par la transfusion, plusieurs maniaques de leur état de stupeur et d'immobilisme.

Le sang transfusé dans les veines est donc un médicament précieux; mais, délicat et instable, ce médicament exige un maniement spécial. L'appareil instrumental du docteur Roussel devrait, ce nous semble, être adopté dans la pratique courante. Avec lui (puisque le procédé de transport est tout) l'opération devient *inoffensive*, pour le donneur de sang comme pour celui qui le reçoit; la transfusion ainsi perfectionnée se trouve (selon les expressions du professeur Barwell, de Londres), l'une des plus importantes ressources du médecin.

C'est pour vulgariser cette utile pratique que nous avons écrit ces lignes. Peut-être arracheront-elles à la mort quelques-uns des milliers de blessés, de malades et d'accouchées qui succombent annuellement, dans notre pays, privés de cette précieuse et puissante ressource curative !

CHAPITRE XXXIV

LES RÉFORMES MÉDICALES

Si nos représentants voulaient donner un échantillon sérieux du libéralisme luxueusement étalé le long de leurs professions de foi, ils devraient bien faire disparaître cet impôt inique, cette contribution onéreuse de la patente, qui frappe actuellement l'exercice de l'art de guérir. Quand on connaît les lourdes charges et la réelle misère (habillée de noir et cravatée de blanc), qui sont le plus certain patrimoine du prolétariat médical; si, d'autre part, on envisage la longueur et le prix des pénibles études qui conduisent au bienheureux parchemin doctoral; si enfin l'on admet que nous ne sommes, en rien, assimilables à des *commerçants*, puisque, moins encore que les peintres, sculpteurs, graveurs, artistes, cultivateurs, écrivains publics, etc... (toutes professions exemptées de la patente), *nous n'achetons pas de marchandises pour les revendre ;* on reconnaîtra qu'il est d'absolue justice de nous supprimer cette imposition spéciale.

La patente constitue, d'ailleurs, pour notre profession, un double impôt personnel et mobilier. Elle est basée sur la valeur de la location (le quinzième de la valeur locative). Et cette législation n'est pas seulement *odieuse* (ainsi que l'appellent MM. Lechopié et Floquet), parce qu'elle fait payer deux fois plus d'impôts aux travailleurs qu'aux oisifs ; elle devient absurde, lorsque, d'une part, elle nous assimile à des commerçants, pendant qu'elle nous déniait, d'autre part (affaire de Domfront, etc.) le droit (aujourd'hui universel) de nous constituer en syndicats pour la défense de nos intérêts professionnels !

Il y a aussi un côté, et non le moins important de l'art médical, qui appelle une urgente revision législative. Nous voulons parler des tarifs ridicules régissant les honoraires alloués au médecin pour les certificats, rapports, expertises et consultations de médecine judiciaire. Le croirait-on ? ces tarifs sont restés les mêmes depuis la fameuse loi de ventôse 1811 ! Au prix où est le beurre, comme on dit vulgairement, ces allocations sont une plaisanterie dérisoire, surtout si l'on demande au médecin légiste de 1890 d'éclairer la justice en s'entourant de toutes les ressources que le diagnostic pathologique a pu conquérir, depuis l'époque héroïque et reculée du premier Empire.

25.

Cette anomalie est, du reste, si énorme qu'elle a fini par attirer l'attention de son représentant et même celle du garde des sceaux ! Notons seulement qu'il a fallu, pour émouvoir le ministère de la justice, recourir, sur divers points du territoire, à des grèves partielles ou totales (Montpellier, Rodez) de médecins légistes ! La grève est un droit inprescriptible, dont les ouvriers usent un peu trop facilement : pour avoir été choisie par des médecins, êtres éminemment dévoués, toujours sur la brèche, désintéressés, taillables et corvéables à merci, il faut que. le corps médical ait été poussé à bout, il faut que la coupe de ses misères soit devenue émétique, à force d'amertumes !

Pour ce qui est de la réquisition de l'homme de l'art par un simple particulier, il est évident qu'aucune loi n'oblige le médecin à se rendre à un appel quelconque. Mais si, après avoir promis des soins, il néglige, sans motif plausible, de se rendre auprès du malade, il est exposé, paraît-il, à une action en dommages-intérêts, en vertu des articles 1142, 1991 du Code civil, visant l'inexécution d'un mandat contractuel. Nous croyons que les praticiens pourraient profiter de cette législation en vigueur, pour arriver à obtenir ce qui existe, de temps immémorial, dans les habitudes anglaises : le payement à chaque visite. Cette réforme des mœurs apporterait, croyons-nous, un grand adoucissement aux infortunes imméritées du corps médical, dont les membres les plus dévoués sont constamment l'objet d'une exploitation indigne, de la part des mauvais payeurs. Cela nous supprimerait les registres, la comptabilité, le *livre noir*, les arbitrages et les procès... Malheureusement, cela ne ferait guère l'affaire des hommes de loi, ni celle de la clientèle des rastaquouères, qui sont aujourd'hui légion !

Pendant que nous sommes en train de réformer... sur le papier, reconnaissons avec MM. Lechopié et Floquet (1) combien est exorbitante et blessante, pour notre dignité, la disposition exceptionnelle des articles 909 et 911 du Code civil, déclarant les médecins, chirurgiens et pharmaciens, incapables de recevoir les libéralités entre vifs ou testamentaires qui leur seraient faites par des personnes qu'ils ont traitées pendant la maladie dont elles meurent. Ainsi, la nullité d'une libéralité de ce genre peut toujours être prononcée de plein droit, à la demande des héritiers, sans qu'il soit permis au médecin d'apporter des preuves contraires : la présomption de suggestion et de captation pèse sur lui, de par la loi. Si, même, une rémunération faite *à titre particulier* semble aux tribunaux trop considérable, ils peuvent la réduire, l'annuler parfois. Elle est annulée aussi de fait (article 909) si la libéralité est déguisée sous la forme d'un contrat onéreux, ou faite sous le nom de personnes interposées. Voilà bien des sus-

____

(1) *Code du médecin.*

picions amassées sur nos têtes : ne doivent-elles point
s'atténuer un jour pour faire place à une apprécia
tion moins injuste du caractère, généralement dé-
sintéressé, de notre profession ?

Il est, enfin, un article du Code médical que la
nouvelle loi fera sagement de modifier : c'est celui
qui admettait, parmi les créances privilégiées, les
frais quelconques de dernière maladie. La juris-
prudence interprète « dernière maladie » celle à laquelle succombe le malade. De cette manière, le
médecin a plus d'intérêt à voir succomber son malade qu'à le guérir ! De plus, en cas de faillite, tout
privilège de créance disparaissait. La nouvelle ré-
daction se propose de modifier ainsi, croyons-nous,
cet article 2101 du Code civil, singulièrement immo-
ral, comme on voit : « Sont admis, parmi les
créances privilégiées, les frais quelconques de dernière maladie *soignée par le médecin, quelle qu'en ait
été l'issue.* »

*
* *

Le remède de toutes les misères qui minent sour-
dement la profession médicale et sapent, peu à peu,
sa prospérité indispensable et sa légitime influence
le remède est dans l'association, dans le syndicat
professionnel.

Il est vrai que la presse n'a point accueilli avec
son habituelle bienveillance la récente tentative

faite encore dernièrement pour créer un syndicat des médecins de la Seine. La plupart de ceux qui ont écrit sur cette question n'ont point vu qu'il s'agissait, avant tout, d'une œuvre humanitaire et philanthropique, d'intérêt général, parce qu'elle est défensive d'une corporation dont la prospérité et le bien-être sont en étroite connexité avec la prospérité et le bien-être de tous. Bien plus, on a eu l'air de traiter comme une innovation condamnée à l'avortement un projet de syndicat médical pour la Seine, alors qu'une centaine d'institutions analogues, émanant de l'initiative privée, fonctionnent dans tous les points de la France, associant, pour le plus grand bénéfice des populations, la solidarité médicale, faite de dévouements sans bornes et de labeurs généreux.

La circulaire du docteur Le Baron renfermait-elle donc quelque chose d'exagéré ou d'excessif, capable d'effrayer les esprits timorés? Relisons-la, si vous le voulez bien, ensemble, cher lecteur; j'espère vous convaincre qu'à une époque où tout le monde (même le médecin), a *le droit de vivre*, toute tentative de syndicat médical doit être encouragée et louée sans restriction, comme sans arrière-pensée.

« Resserrons les liens qui nous unissent; apprenons à nous connaître et nous estimer; montrons-nous les uns pour les autres de véritables confrères... » Elle est fort opportune, cette mise en garde du médecin contre lui-même; car rien n'est plus âcre et plus corrosif (comme le disait Réveillé-Parise) que *la bile médicale*, à ce point que l'envie a longtemps servi de devise à notre blason professionnel! L'association est le puissant remède pour modifier ces mœurs d'un autre âge, aussi nuisibles au prestige de la science qu'à la bonne renommée de ses ministres.

« Il faut qu'après de longues années d'un labeur sans trêve, le praticien puisse jouir d'un repos péniblement acquis ; il faut qu'en disparaissant, *il laisse un autre héritage à sa famille qu'une situation souvent précaire, quelquefois critique.* » Rien, hélas ! n'est exagéré dans ce tableau, et plus d'un praticien français devrait s'écrier avec Jean Racine :

> On pourrait bien crever de rire,
> Si l'on ne crevait pas de faim !

J'emprunte, à un document officiel, les chiffres suivants : Sur 36,000 communes françaises, 29,000 n'ont ni docteur, ni officier de santé. Pourquoi ? parce qu'on ne peut y vivre.

Et, pendant que les communes rurales s'étiolent par l'anémie médicale, les centres urbains éclatent d'apoplexie. C'est, malheureusement, l'histoire de tout notre pays ; les campagnes se dépeuplent et leurs habitants s'entassent en fourmilières dans les villes, gouffres de l'espèce humaine !

Mais le programme du nouveau syndicat ne vise pas seulement la fondation de caisses de retraite et de prévoyance ; il vise également (et il ne s'en cache pas), une perception plus régulière du fruit de nos pénibles fatigues. A une époque, encore peu éloignée, où les conditions matérielles de l'existence se montraient plus faciles, le médecin avait beau jeu d'exercer son art libéral avec une désinvolture à la fois paternelle et désintéressée. Mais ces traditions sont aujourd'hui devenues des plus onéreuses à supporter ; les temps sont durs pour des jeunes gens sans fortune, jetés sur le pavé d'une ville avec un habit noir et un parchemin, acquis au prix de quels sacrifices pécuniaires, de quelles études longues et pénibles !...

Mal protégée par la loi, étouffée et entravée par l'injustice et par la légèreté de ceux qui profitent le plus de ses bienfaits, la profession médicale, à l'heure où nous écrivons, n'est point précisément sur un lit de roses.

Contemplons, si vous le voulez, le jeune docteur, muni d'un diplôme neuf et débutant dans la carrière : ses professeurs, loin de la lutte vitale, lui ont fait pressentir que la médecine était surtout office de cœur. *Suave mari magno*, etc... Mais le jeune homme s'aperçoit, bientôt, qu'en sortant de l'Ecole, il a tout à oublier et tout à apprendre ! Le client envisage son ministère comme obligatoire ; le sommeil du médecin est le seul qu'on ne respecte jamais ! Il continue, toutefois, son infernal labeur ; mais bientôt il se voit assailli par les misérables préoccupations d'argent ! Le client méconnaît le précepte de l'Ecclésiaste : « *Honora medicum propter necessitatem...* », et semble croire que tout médecin est un fonctionnaire affligé de rentes sur l'Etat, et que la médecine est, comme l'instruction, dans notre République, gratuite et obligatoire !

Eh bien ! (et c'est là le point délicat de nos récriminations), le syndicat médical a pour but de constituer une sorte de défense du créancier contre ses débiteurs et de diminuer les pertes énormes que le médecin subit, chaque année, sur ses honoraires. Rien de plus juste : on ne saurait se faire une idée, par exemple, de la triste situation du corps médical parisien, en général : chacun de ses membres perd, annuellement, les deux tiers environ de ce qu'il gagne sur le papier : or, si l'on songe que 2,400 médecins,

> ... sous le ciel de Paris,
> Parmi les maux humains plongent leurs tentacules ;

si l'on songe, d'autre part, que Paris est le *pandemonium* de la médecine illégale sous toutes ses formes et le paradis de l'assistance sanitaire *gratuite*, on peut en déduire que la somme *gagnée sur le papier* n'est, elle-même, en moyenne, pas bien lourde !

Voici, à mon sens (et j'en ai déjà, tout à l'heure, exprimé le vœu), ce que le syndicat médical de la

Seine devrait, avant tout, s'efforcer d'obtenir : cette
chose, si simple et si juste, qui, de temps immémorial, existe dans les mœurs de nos voisins d'outre-
Manche : *le paiement à la visite*. Cette réforme est la
seule garantie d'adoucissement que l'on puisse,
actuellement, apporter, aux infortunes réelles du
tiers-état médical. Elle supprimerait, en même
temps, l'ennui des registres et de la comptabilité,
les incertitudes du *livre noir*, les coûteux aléas des
arbitrages et des procès. Elle mettrait fin à cette
indigne exploitation de tous les instants, dont les
meilleurs d'entre nous sont surtout victimes, de la
part des parasites qui nous grugent et faussent,
comme à plaisir, la profession médicale dans ses
plus délicats rouages.

J'ai voulu, en félicitant sans réserves les initiateurs du Syndicat médical de la Seine, rendre surtout justice au viril dévouement dont ils font preuve
envers leurs confrères moins favorisés. Mais, comme
je l'ai dit en commençant, la question, vitale pour
les médecins, intéresse également, au plus haut
point, le grand public. Faites donc du bon travail,
quand vous n'êtes pas assuré de pouvoir vivre de
vos efforts ! La sécurité d'une profession aussi utile
et dévouée qu'est la nôtre, peut-elle, en bonne conscience, laisser la nation indifférente ? Nous sommes
une race de gens qui peinons dur et qui ne vivons
pas vieux (voyez les statistiques obituaires) : nous
avons donc le droit, jusqu'à un certain point, de

nous mettre à l'abri contre les soucis matériels de l'existence. Dans la divine Iliade, quand le médecin Machaon est blessé, Idoménée supplie Nestor de le conduire, en son char, loin de la mêlée ; car un médecin, dit-il, *c'est plusieurs hommes !* Ayons foi dans notre mission, ô mes confrères : sans rien attendre de bon de l'Etat-Providence, confions-nous dans l'association bien comprise, à laquelle aucune puissance ne saurait aujourd'hui résister.

CHAPITRE XXXV

LA FEMME-MÉDECIN

Si nous interrogeons l'histoire, nous voyons, dès la plus haute antiquité, un grand nombre de praticiens et de professeurs femmes, qui possédaient une réputation morale et scientifique méritée en médecine. Chez les Hébreux, les Égyptiens, les Grecs et les Romains, les traditions écrites nous apprennent le rôle souvent brillant, toujours honorable, joué par le beau sexe dans l'exercice, si difficile, de notre art.

Pour ne parler que des temps modernes, quelqu'un mit-il jamais en doute la haute valeur intellectuelle de Marie-Louise Lachapelle ou de madame Boivin, qui n'étaient point pourtant deux doctoresses, mais deux simples sages-femmes, dont les remarquables écrits feraient à coup sûr envie à plus d'un prince de la science médicale ? Chacun a présentes à l'esprit les félicitations qu'adressa Alexandre II au corps médical féminin russe, après la guerre de 1877. En Angleterre également, les femmes-médecins sont l'honneur de la profession et rendent de très grands services à la cause sacrée de la santé populaire. On commence enfin à savoir aussi, chez nous, apprécier ces services, notamment pour les maladies des femmes et des enfants, qui réclament tant de tact et de patience, et où les femmes se montrent assez souvent supérieures, dans la pratique, du moins.

On sait qu'un arrêt du Parlement, en date du 19 avril 1755, avait interdit aux femmes l'exercice de la médecine en France. Mais, plus tard, la fameuse loi de ventôse (qui régit si longtemps, hélas ! notre profession), resta obstinément muette sur la question. Les incapacités et exclusions du beau sexe ne pouvant se présumer et réclamant une sanction légale, M. Duruy n'avait donc aucune raison valable pour s'opposer, en 1866, à ce que madame Brès, — qui devait être la première doctoresse de la Faculté de Paris — prît ses premières inscriptions. Depuis cette époque, cent trente femmes au moins ont soutenu leurs thèses à Paris ; dans le nombre, nous comptons une quinzaine de Françaises. Nous sommes loin d'être encore, — on le voit, — à la hauteur de l'Angleterre, qui possède plus de cent diplômées en médecine ; et surtout de la Russie, qui en a plus de 700, alors que leur chiffre dé-

passe 3,000 aux États-Unis d'Amérique (ce qui serait
exorbitant, si le Nouveau-Monde ne comptait autant
de médecins que de maisons, et autant de diplômes
différents que de cités).

L'argument capital qui, pour tous les bons esprits,
plaide en faveur des femmes-médecins, est celui-ci :
A une époque où le sexe féminin trouve difficilement à vivre et où la prostitution devient l'inévitable abime où tombe la femme, lorsqu'elle ne
trouve pas à subsister, il importe de lui ouvrir largement l'accès des professions qui lui conviennent
le mieux. Or, la médecine est de celles-là. Il ne
s'agit pas de proclamer ici l'égalité sexuelle. La
femme, pas plus physiquement qu'intellectuelle-
ment, n'est l'égale de l'homme, dont l'organisation,
au point de vue nutritif, est, à coup sûr, plus complète, plus robuste, plus intense. D'importantes
différences séparent, d'ailleurs, le cerveau masculin
du cerveau féminin. Mais si ce dernier est toujours,
plus ou moins, comme l'affirme Wagner, dans un
état embryonnaire, cela tient peut-être encore plus
au fonctionnement éducatif inférieur auquel elle fut,
jusqu'à ce jour, soumise, qu'à la nativité réelle d'une
conformation organique inférieure.

Il est incontestable, d'autre part, que, dans le
sexe féminin, les facultés de sentiment prédomi-
nent sur les facultés proprement dites de l'intelligence. Mais il ne faut pas oublier que l'exercice
de la médecine se réclame du cœur autant et plus,

peut-être, que de l'esprit, et que les qualités morales
trouvent, dans notre profession, une aussi large
place que la science et l'intelligence elles-mêmes.
Personne conteste-t-il que la femme puisse faire une
merveilleuse garde-malade, une accoucheuse idéale?
Si, à notre époque, où l'opinion publique semble
favorable à l'émancipation du beau sexe, un certain
nombre de femmes arrivent à *décrocher* le diplôme
de docteur, quelle raison valable trouverez-vous
pour leur refuser l'exercice d'un art qu'elles ont
librement choisi?

Vous désorganisez, dira-t-on, la société, la place
de la femme étant au foyer conjugal, *ad cocinam et
colum!* N'ayez aucune crainte : la femme-médecin
sera toujours l'exception, — surtout chez nous,
peuples latins ankylosés par nos préjugés sécu-
laires. S'il est vrai que toute femme intelligente ait
une sorte de vocation pour la médecine, s'il est vrai
que la place du sexe auquel nous devons nos mères
soit marquée auprès de tout être qui souffre, — il
n'est pas moins certain que les natures d'élite pourront, seules, parvenir aux diplômes qui confèrent le
jus purgandi et saignandi per terram. Les études préalables sont, en effet, un très sérieux obstacle, et les
examens de médecine également, surtout s'il est
vrai que les examinateurs aient renoncé, vis-à-vis
des candidates, à cette indulgence galante dont les
étudiants de notre époque (1876) leur faisaient le
reproche assez motivé. Maintenant que la porte est

large ouverte, les examens doivent être les mêmes, pour l'un et l'autre sexe, et la galanterie ne saurait être de mise, lorsqu'il s'agit d'un contrôle aussi fertile en conséquences sociales de tous ordres...

Ne croyez pas, toutefois, qu'il faille du génie ou même des qualités intellectuelles de premier ordre pour faire un bon médecin. Dans la pratique, l'art prime la science, et le praticien véritable soigne le malade, non la maladie.

La femme possède ordinairement des facultés cérébrales moins profondes, moins intuitives, moins créatrices que l'homme. Mais, en revanche, elle a des qualités primesautières, des ressources d'attention, de mémoire et d'aplomb, — fort manifestes aux examens — et qui sont loin d'être des hors-d'œuvre pour la pratique. Peut-être son immixtion *in nostro docto corpore* n'aura-t-elle qu'une médiocre influence sur la progression de notre bonne science. Mais la femme apportera, à coup sûr, dans l'exercice journalier, les qualités d'ordre et de ponctualité, d'adresse et de propreté, de finesse sagace et de douceur compatissante, que réclament la pratique de la médecine aussi bien que celle de la chirurgie. Elle y brillera surtout, croyons-nous, par ses qualités de sentiment, et par des vues de bienfaisante charité qui ne sont plus, peut-être, autant que jadis, le patrimoine de la profession médicale de nos jours; sa douce parole, dont le rythme sympathique pénétrera profondément au cœur de celui qui souffre ; sa

puissance suggestive, tout entière faite de faiblesse,
— la serviront singulièrement, surtout pour le traitement moral de certaines affections (hystérie des
femmes et des enfants, névroses et déviations mentales, etc.). Nul ne possédera, mieux qu'elle, à un
plus haut degré, cet art prudent d'endormir les
terreurs des malades, de donner aux désespérés de
la vie le change sur leur état; de réaliser, enfin, ce
programme, dans lequel le sceptique Pétrone résu-
mait toute la médecine : l'*animi consolatio*, — que nous
négligeons trop, hélas! pour les recherches bactério-
logiques et pour une inutile histoire naturelle !

Nous ne voyons guère qu'une ombre au tableau
de la doctoresse. Elle manque un peu des qualités
de discrétion, indispensables dans la profession
médicale. Mais nous sommes certain qu'elle com-
prendra vite les inconvénients de tout genre, —
moraux, légaux et matériels, — qui résulteraient,
pour sa carrière, de l'intempérance linguale ; bientôt
le secret médical aura dans les femmes-médecins
ses meilleures gardiennes, et l'on ne pourra plus
dire alors que l'âge soit le seul secret que le beau
sexe sache garder.

En résumé, s'il est vrai, — comme le déclarait
dernièrement, avec des allures méprisantes, un excellent Teuton, — s'il est vrai que la femme-médecin
soit un produit de la Révolution française, c'est là
une conquête de plus à ajouter à la gloire de cette
immortelle époque. Vivent les femmes-médecins !

CHAPITRE XXXVI

LA FEMME HYGIÉNISTE

Elever une fille, a-t-on dit, c'est former une mère.
C'est pourquoi il serait bon de voir l'enseignement
de l'hygiène entrer franchement dans l'éducation
des demoiselles. Car la France en a grand besoin,
de mères ; et il est temps, pour nous, d'imiter la
prudence du paysan, qui consacre tous ses capitaux
à l'achat de ses semences. Si nous pouvons, en
réalité, nous passer des femmes savantes, en revanche, il nous faut des filles convenablement ins-
truites et capables de s'intéresser à la science sanitaire, qui est le pivot de tout progrès social.

Les Anglais saisissent mieux que nous les *desiderata* de la vie pratique et comprennent (mieux que
nous également) de quel côté se trouve la véritable
émancipation de la femme. Ils ont, depuis déjà
longtemps, cherché à introduire l'hygiène dans l'édu-

cation féminine. L'association sanitaire des dames, « *Ladies sanitary association* », présidée par la princesse de Galles, a son siège social à Londres, Berner's Street, et vient d'entrer dans sa trente-cinquième année d'existence très prospère. Cette association organise partout des conférences pratiques sur la santé, les questions d'économie domestique, l'art culinaire, les perfectionnements de l'hygiène. Elle a répandu déjà, dans le Royaume-Uni, à plus de deux millions d'exemplaires ses opuscules très pratiquement présentés (*tracts*) qui s'occupent de réaliser le bien-être social par l'hygiène.

Voici quelques-uns des titres de ces brochures, gratuitement distribuées à tous les pauvres des écoles, des hôpitaux et des bureaux bienfaisants : *La Fièvre — L'Abus des Boissons — Le Mauvais Air — L'Eau pure — Les Vêtements — Le Rôle du Savon — La Nourriture saine — L'Éducation du Bébé — La Femme modèle —* etc., etc.

Alimentée richement par les *voluntary contributions* de toute l'aristocratie anglaise, la *Ladies sanitary association* a ouvert des *nurseries* à la population ouvrière, installé des fourneaux économiques, des piscines ; elle a organisé, pour les enfants des pauvres, des *parks-parties ;* elle distribue chaque mois, aux déshérités de la métropole, du feu et des habits. Elle améliore et répare, sans trêve, les logements insalubres, lutte pour la réforme alimentaire et contre l'alcoolisme, et paternellement, relève, au nom et sous les auspices de l'hygiène, la condition si triste de la classe laborieuse...

Pourquoi cette influence féminine, qui a donné chez nos voisins des résultats moraux et matériels de premier ordre, serait-elle, en France, plus occulte et moins militante? A l'œuvre donc, mesdames, et tâchez qu'il sorte un jour, du beau sexe, des anges-gardiens de la santé nationale ; des femmes comme miss Nightingale, miss Octavie Hill, miss Rose Adams, — glorieuse trinité laïque de l'*health rules* et du *good of all*, qui restera l'honneur et l'éternelle fierté de nos voisins les Anglais !

Inutile de pérorer longuement sur la mission éducative et civilisatrice de la femme hygiéniste. Celle qui possède des notions d'anatomie et de physiologie ; celle qui connaît, même élémentairement, l'action physico-chimique des milieux sur l'homme, pourra entretenir et améliorer, autour d'elle, la santé ; diriger sainement son ménage, donner à ses enfants la culture somatique et intellectuelle normale. Elle préviendra l'apparition des maladies évitables, réalisant ainsi la première des économies, qui est celle de la vie humaine. L'activité protectrice de la femme facilitera également l'application des règlements sanitaires, qui seront bien plus aisément acceptés par les populations.

Alors, l'hygiène oppressive fera place à cette *hygiène de persuasion* dont nous avons toujours été, pour notre faible part, le protagoniste exclusif. Ne vaut-il pas mieux faire accomplir comme un devoir vivifiant ce que les intransigeants de l'hygiène officielle veulent rendre *obligatoire*, c'est-à-dire hostile *à priori*, ou, tout au moins, désagréable?

La femme hygiéniste chassera de son orbite non seulement le mauvais air et les épidémies, mais surtout les erreurs et les préjugés de la routine, les névroses et l'alcoolisme,

> Et la ménagerie infâme de nos vices,

de nos crimes constants contre notre propre santé... Sachant que l'eau et l'air purs sont les premiers des médicaments, elle appréciera, à leur juste valeur, les bienfaits de la vie en plein air et les méfaits des milieux confinés. Elle rattachera à des causes connues, pour les éloigner, la contagion miasmatique; sachant que l'impureté des eaux et les infiltrations fécales peuvent introduire la fièvre typhoïde et le choléra, elle assainira soigneusement son logis. Elle y placera sur le pavois le culte religieux de la propreté, réalisant ainsi le mot de Jean-Jacques : « L'hygiène est moins une science qu'une vertu. »

Connaissant la puissance de l'exercice corporel bien dirigé, elle élèvera ses enfants pour en faire des hommes et non pour préparer des invalides ; après les soins délicats de la première enfance (qui seuls peuvent conserver les jeunes existences dont notre vieille patrie se montre si avare); après avoir réglé le régime et l'existence du bébé pour en éloigner le rachitisme et déraciner, chez lui, les germes morbides héréditaires ou innés, elle se gardera bien de continuer longtemps une éducation trop molle : fuyant les précautions qu'elle sait dangereuses, elle aura recours à un sage et progressif endurcissement. Elle connaîtra suffisamment les petits moyens de la médecine journalière pour avoir appris à se méfier des grands. Elle saura enfin quel rôle joue une hygiène défectueuse dans l'éclosion soudaine d'une foule de maladies réputées diathésiques.

La femme hygiéniste étudiera l'action des divers aliments sur nos organes et leur digestibilité variable; elle se méfiera des altérations et des falsifications alimentaires et connaîtra les avantages et inconvénients des diverses cuisines sur le corps humain bien portant et malade. Elle veillera à toutes les parties du vêtement et préconisera les soins corporels les plus capables de maintenir l'équilibre de la santé; elle patronnera finalement les préceptes les plus pratiques de l'hygiène scolaire et professionnelle.

La femme hygiéniste sèmera (comme on le voit), sous ses pas, la confiance et la santé. Le foyer familial, bien ventilé, bien chauffé, bien éclairé, propre et salubre, confortable et sain dans toutes ses parties, deviendra bientôt cher et nécessaire à ceux qui l'habitent. Or, le charme du *home, sweet home,* n'est-il pas le premier anneau de l'union des cœurs, l'engin d'accroissement le plus puissant de l'altruisme, et, conséquemment, le principal levier du progrès social? Sans parler, d'ailleurs, d'hygiène publique, la seule hygiène privée, en prolongeant la vie et augmentant le bien-être de l'individu, améliorera, graduellement, les conditions sociales de la collectivité. La santé publique, qu'est-ce donc autre chose que la résultante d'une multitude de santés particulières?

Des cours peuvent fournir aussi à la femme de rigoureuses notions sur l'hygiène des malades. Elle s'y consacre d'ordinaire, avec plus de cœur que de science, plus de charité que de raison. « *Ubi non est mulier*, dit la Vulgate, *ibi ingemiscit egens*. » Hélas ! je vous le demande : n'est-il pas plus utile à la femme de savoir panser un blessé, faire une bonne tisane ou un bon cataplasme, que de connaître par le menu l'histoire universelle et de fouiller les arcanes de la philosophie sorbonique? L'enseignement hygiénique des Anglaises facilite singulièrement, le recrutement de l'admirable personnel infirmier des hôpitaux de Londres. Puisse-t-il susciter, chez nous, quelques vocations ! Nous en avons grand besoin, c'est au partisan féroce de la laïcisation qui vous parle : pour que celle-ci réponde vraiment aux progrès et aux besoins de notre époque, il faut former, sans retard, un personnel qui offre des garanties supérieures de moralité et d'instruction. Autrement, l'esprit réactionnaire et clérical

aura beau jeu pour redemander à grands cris les
Sœurs de charité et imposer bientôt la restauration
de ce personnel ignorant et rétrograde. Les Anglais,
nos voisins, possèdent d'admirables infirmières laï-
ques : il faut les voir à l'œuvre, les imiter, mon-
trer que notre continent est toujours le sol du
désintéressement, de la charité et du devoir — en
dehors de tout préjugé religieux et d'enchaînement
de la conscience...

En résumé, la sympathie de tous les bons esprits
doit être acquise à l'intrusion de l'élément féminin
en hygiène. Dans cet irrésistible mouvement de réformes et de protection sanitaires, qui s'est emparé
de notre pays, il serait criminel de ne point utiliser
le zèle actif et l'esprit d'abnégation de la femme.
Mieux encore que l'homme, elle peut réussir dans
toute mission qui a pour but le perfectionnement
de la famille et de la prospérité sociale, surtout s'il
est vrai que l'humanité doive être toujours menée
— comme l'a dit Ernest Renan — par de secrets
philtres d'amour !

CHAPITRE XXXVII

LA DÉPOPULATION FRANÇAISE

Dans le cours de ce volume, il a été, maintes fois question de l'infécondité, de notre patrie, envisagée généralement comme un véritable péril national. Cette infécondité rend, en effet, plus âpre la lutte pour la santé, et la répression des maladies évitables plus opportune et plus urgente.

Pour restreindre le célibat et la natalité illégitime, pour favoriser et hâter le mariage et la natalité légitime, M. Lagneau a fait à l'Académie de médecine de Paris un certain nombre de propositions. Simplifier les formalités matrimoniales, protéger les jeunes filles contre la séduction ; astreindre le père naturel à fournir une pension d'entretien ; secourir, enfin, les enfants illégitimes de père inconnu, par le moyen d'un impôt prélevé sur les célibataires de plus de trente ans : tels sont les principaux remèdes préconisés par le savant démographe. Accessoirement, il propose le maintien prolongé des jeunes accouchées dans les maternités, pour prévenir les affections utérines et la stérilité ultérieure, et il réclame l'application des mesures préventives propres à l'extinction de la syphilis, cause fréquente d'avortement et de morti-natalité. Si, enfin, par des crédits convenables, on insufflait définitivement la vie aux règlements de salubrité et à la loi de Th. Roussel sur la protection du premier-âge, on sauverait la vie à une multitude de ces petits êtres, pour lesquels le berceau n'est le plus souvent, suivant un mot célèbre, qu'un petit moment de lumière entre la vie et la mort.

Pour restreindre l'exode incessant des campagnes vers les villes, ces gouffres de l'espèce humaine, M. Lagneau propose, avec raison, de limiter les emprunts municipaux : par l'élévation des salaires qu'ils déterminent, ces emprunts (plus de deux milliards pour Paris, en moins de trente ans !) ont doublé, en trois périodes décennales, la population de notre capitale, où la mortalité pèse si lourdement sur l'enfance et où la natalité légitime est aujourd'hui si affaiblie ! Enfin, il importe aussi de naturaliser, aussi complètement et promptement que possible, les nombreux étrangers qui immigrent en France, afin de leur faire partager les devoirs et les charges qui incombent à nos nationaux. Au dernier recensement de Paris, sur 1000 habitants, il n'y en avait que 331 de natifs !

Afin de sortir de cette question, passablement touf-
fue et obscure, de la dépopulation, le docteur Javal,
sénateur, a proposé à l'Académie d'émettre un simple
vœu général engageant les pouvoirs publics à modifier les lois fiscales militaires et civiles, dans un sens
qui atténue la diminution *volontaire* du nombre des
naissances, véritable raison, assure-t-il, de l'infé-
riorité politique qui menace, à brève échéance, notre
cher pays. L'orateur ne craint pas d'affirmer, par
exemple, que, sur les trois milliards d'impôts que perçoit l'État, deux milliards et demi sont une amende
infligée aux familles qui se permettent d'avoir des
enfants. Les familles nombreuses sont, en effet, si
écrasées par un fisc inhumain, que l'on peut dire
d'elles ce qu'un écrivain tintamarresque écrivait du
sucre : on s'étonne de les voir autrement qu'en
poudre !

Si les Anglais possédaient notre système d'impôts,
notre loi militaire, « qui fait perdre, dit M. Javal,
tous les ans, plus d'hommes à la France que ne lui
en coûterait la plus sanglante bataille » ; s'ils avaient
notre mariage dotal, nos lois sur les testaments,
notre fausse philanthropie, « qui enlève le pain de
la bouche des travailleurs pour entretenir, à grands
frais, des milliers de non-valeurs dans les hospices » et subventionner une Assistance publique
ridicule, il est infiniment probable qu'au lieu de
croître onze fois et demi plus rapidement que la
nation française, nous aurions le contraire à con-

stater dans les statistiques du Royaume-Uni comparées avec les nôtres. Car notre énergie prolifique, ici, n'est pas en cause : la preuve en est dans les familles nombreuses des émigrés français, au Canada et ailleurs. C'est la volonté de *ne pas faire d'enfants* qui est la cause intime de ce mal profond qui ronge notre pays. Il faut en chercher les causes et les remèdes dans une situation économique et sociale éminemment défavorable aujourd'hui à la fécondité de la patrie française, et que l'on peut assurément modifier dans un sens meilleur (1).

M. Javal n'a pas craint de porter le fer rouge sur cette plaie. Il n'hésite pas à demander, tout d'abord, la suppression de toute contribution indirecte sur les objets de première nécessité. Cette suppression diminuerait de *plus du tiers* les dépenses ménagères, et, avec ces droits en moins, un père nourrirait quatre enfants aussi bien qu'il en nourrit deux aujourd'hui. Il faut, une bonne fois, supprimer l'impôt mobilier, stupidement établi d'après la valeur locative ; entre autres absurdités, cet inique impôt suppose faussement que la nécessité d'abriter une nombreuse famille est un signe de richesse. L'impôt doit être rationnellement réparti en quatre classes. Les familles ayant plus de six enfants en seraient exemptées, comme elles le sont aujourd'hui, d'ailleurs. Celles de 4, 5 ou 6 enfants seraient justi-

____

(1) Voir notre *Hygiène des sexes*.

ciables du principal; celles de 1, 2, 3 enfants auraient à payer quelques centimes additionnels; enfin la surcharge la plus lourde pèserait sur les familles sans enfants et sur les célibataires.

La loi militaire encourageait, autrefois, dans les familles, la naissance d'un second fils, puisque la présence d'un frère aîné sous les drapeaux exemptait l'autre du service. La loi actuelle n'a plus cet avantage; elle deviendra, par conséquent, dans l'avenir, souverainement nuisible à la repopulation. Il est vrai que, d'ici la fin de ce siècle, nous verrons (soit pacifiquement, soit plutôt, hélas! à l'issue de sanglantes conflagrations guerrières) s'opérer enfin le désarmement et disparaître le militarisme, ignoble obstacle au bonheur général et aux progrès sociaux des nations prétendues civilisées. Les charges écrasantes du budget de la guerre, qui grèvent actuellement de quatre milliards et demi de francs, chaque année, les nations européennes, ne sauraient, en effet, longtemps se maintenir. Toutes les économies des peuples sont ainsi englouties sans profit par les dépenses militaires, que chacun supporte, avec une longanimité rare, jusqu'au jour où, plus éclairées ou réduites au désespoir, peut-être, les nations intelligentes réaliseront enfin l'égalité individuelle et la fraternité des peuples, avec la suppression des armées et des frontières! Alors, l'impôt sur les revenus pourra s'établir équitablement; des crédits dignes de ce nom pourront être accordés à l'agriculture ; la vie journalière deviendra moins dure aux petits et aux faibles ; le prix des loyers et celui des denrées s'abaissera notablement, avec la suppression des octrois et l'assainissement des villes. Alors, les idées et les mœurs s'amélioreront, sous la poussée puissante de la science sociale. Car l'amélioration et la conservation de l'être humain, l'équitable organisation du travail, les progrès de l'hygiène et de la morale publique, le relèvement de nos industries et de l'expansion française sont, évidemment, liés au règne de la paix et à la disparition prochaine de Mars le minotaure !

Il y a en France 23 pour 100 d'unions stériles et 35 pour 100 à Paris. C'est à Paris et dans les grandes villes que sévit surtout l'avortement criminel : la loi ne saurait le réprimer avec vigueur, d'autant plus que, dans la morale populaire et bourgeoise, « *faire couler un fœtus* n'a pas beaucoup plus d'importance morale que de prendre un purgatif. » (Blanche Edwards.) Les autres causes de la mort du nouveau-né sont bien connues. Ce sont : la syphilis, la tuberculose et la diarrhée infantile, résultats de la misère physiologique et d'une nourriture insuffisante ou mal adaptée aux besoins de l'organisme infantile. On relèvera sûrement la natalité en cherchant, avant tout, à combattre ces causes de mort.

Parmi les vœux émis par l'Académie de médecine

pour enrayer la dépopulation, il en est deux surtout qui sont excellents et efficaces : les voici :

1° Que dans chaque département, il soit établi au moins un asile, destiné à recevoir les femmes pendant les derniers mois de leur grossesse; que toute femme, si elle le désire, puisse y être reçue dans des conditions qui assurent le secret absolu sur son entrée, sur son séjour dans cet établissement et sur son accouchement; qu'il sera interdit de faire une enquête administrative sur le domicile et l'identité de toutes les femmes enceintes ou en couches qui sont hospitalisées; que des tours soient établis dans tous les départements et que dans le même local soient réunis un tour et un bureau ouverts; que des secours soient accordés aux femmes ne pouvant, faute de ressources suffisantes, élever leur enfant.

2° Que la loi du 23 septembre 1874 sur la protection des enfants du premier âge soit revisée dans quelques-unes de ses dispositions et notamment dans celle qui a trait à l'élevage mercenaire. Il ne faut pas désormais qu'il échappe à la surveillance sous le couvert de la parenté. Il faut qu'une statistique irréprochable permette de mesurer exactement les effets de la loi; que l'inspection médicale soit solidement organisée partout et que la loi soit obligatoire pour tous les départements.

*
* *

Au moment où l'on discute les causes de la décroissance persistante de notre population, et où tous les bons esprits s'efforcent de chercher les remèdes à cette débilité, consomptive pour notre patrie, nous avons le devoir de signaler ici et d'analyser, en quelques lignes, l'étude démographique de M. Arsène Dumont « *Dépopulation et Civilisation* », récemment publiée dans la Bibliothèque Anthropologique. Ce livre est le plus admirable réquisitoire contre notre tendance néfaste à cesser de vouloir faire des enfants, contre cette infécondité préméditée, qui s'étend actuellement comme une lèpre sur tout le territoire français...

L'auteur pose en principe que le développement en nombre est, dans une nation, en raison inverse de l'effort vers le développement individuel, soit en jouissance, soit en valeur. Cet égoïsme ambitieux est arrivé, de nos jours, à un tel degré d'activité, qu'il constitue une sorte de phénomène de *capillarité sociale* (Dumont) qui attire, du côté des grandes villes et de la capitale-vampire, l'émigration des campagnes. Pendant que la population rurale va s'épuisant, l'importance des villes, petites et grandes, double, triple, décuple sans trêve.

L'excès de centralisation nous tue. Le nombre des fonctionnaires est dix fois plus considérable qu'il y a cent ans ; en instituant l'égale admissibilité de tous les citoyens aux emplois, la Révolution ouvrit la digue à tous les appétits ambitieux de la concurrence vitale. Tout le monde voulut être fonctionnaire et bachelier. Les nécessités dispendieuses de l'éducation moderne, l'abus des diplômes et la multiplicité des examens ont donc nécessairement poussé les parents à la limitation prolifique.

L'activité de la « capillarité sociale » dans la sphère politique et l'attraction immodérée vers l'argent, en jetant le discrédit sur le travail agricole et manuel, ont ainsi conduit peu à peu le peuple français à la diminution volontaire des charges de famille, c'est-à-dire du nombre des naissances...

M. Dumont place aussi au nombre des causes de la nuptialité stérile la désunion des époux par les dissentiments religieux, l'épouse étant ordinairement catholique et le mari libre-penseur : « En Italie, pays catholique comme la France, dit-il, mais non encore émancipé du joug religieux, la séparation de corps s'accorde plus facilement que chez nous ; elle est cependant deux fois moins fréquente. » La statistique prouve que la natalité française est en raison inverse de la fortune, en raison inverse de la pénétration des modes urbaines, en raison inverse de la civilisation... C'est donc le procès de cette dernière, au point de vue démographique ; ou plutôt c'est celui de l'idéalisme individuel excessif, père du déficit dans les tendances sociales. Pour y remédier, il faut s'efforcer de faire concorder, chez nous, l'héritage monarchique avec les principes de la démocratie nouvelle : proclamer l'équivalence des fonctions sociales ; recourir hardiment aux lois somptuaires ; mettre en honneur la simplicité et le travail, et non le luxe et la richesse, ces dieux de boue que l'on encense seuls, dans notre triste République actuelle ! Il faut, comme le dit M. Dumont, que les deux solidarités, celle de l'homme avec le sol et celle des concitoyens entre eux soient, de plus en plus, senties et voulues. Au lieu d'enfermer la France dans Paris, étendons, comme le voulait Louis Blanc, Paris sur toute la France ; répartissons, sur la totalité de nos départements anémiés, l'activité apoplectique qui n'existe que sur un point. Débarrassons-nous enfin de la tyrannie administrative, en supprimant tout fonctionnaire inutile, en diminuant les gros traitements, en rognant les énormes retraites, qui grèvent notre budget, et tous ces frais de représentation, dignes tout au plus d'une monarchie. La seule chose que M. Dumont trouve digne d'éloge, dans notre état politique actuel, « c'est que ces deux émanations de l'antique système césarien, la hiérarchie ecclésiastique et la hiérarchie fonctionnariste, s'emploient à s'attaquer et à s'user mutuellement, jusqu'à destruction complète. » Mais encore faudrait-il que les fonctionnaires fussent, pour la plupart, soumis à l'élection, ce qui aurait l'avantage de les rendre plus solidaires du peuple et de les pénétrer davantage de leurs devoirs sociaux !

Ce n'est que par une décentralisation intellectuelle

bien comprise, que l'on restreindra l'émigration toujours croissante des campagnes vers les grandes villes. Si l'on ne peut, dans les moindres communes rurales, faire régner une culture scientifique aussi intensive, on peut, au moins, multiplier les centres intellectuels et obtenir, de cette multiplication, les heureux effets qu'ont obtenus la Grèce antique, l'Italie de la Renaissance, l'Allemagne de notre époque. Le vent est, aujourd'hui, à la création d'universités régionales : puissent ces projets ne point être liés à l'équilibre, plus ou moins instable, de nos combinaisons ministérielles éphémères ! Enfin, par de justes impositions, il serait facile, et il est nécessaire de réprimer le luxe, désastreux surtout dans les démocraties parce qu'il allume dans le cœur des citoyens la passion dangereuse de s'élever, *per fas et nefas*, au-dessus de la condition qui est faite à chacun. Et puis, est-ce une République, ce gouvernement qui impose le sel et n'impose pas le diamant : qui frappe du même timbre la quittance de dix francs et celle de dix mille ? Dites plutôt que c'est une *ploutocratie*, et qu'elle est indigne de vivre ! La suppression de la vie monacale, la recherche de la paternité, l'impôt sur les célibataires, le perfectionnement des lois sur la protection du premier âge et sur l'emploi des travailleurs dans l'industrie ; la réforme bien comprise de l'Assistance publique (hélas ! combien elle en a besoin, cette dernière, d'être réformée, et radicalement !) toutes ces mesures rendraient peut-être à notre race son antique fécondité...

Ces mesures s'adressent, pour la plupart, il est vrai, aux *prolétaires*, les seuls qui, restés fidèles à leur origine étymologique, demeurent, en France, les véritables *faiseurs d'enfants*. Le philosophe abandonne, avec raison, la bourgeoisie à ses traditions *oliganthropiques* et à sa décomposition fatale et prochaine : il ne compte que sur le peuple, pour ramener la prolifération sur le sol appauvri de notre stérile patrie.

Ce qu'il faut, en résumé, pour restaurer la natalité à un taux normal et raisonnable, en France, c'est empêcher, par tous les moyens possibles, le dépeuplement de nos campagnes. L'éminent auteur de *Dépopulation et civilisation* nous fournit, en des pages éloquentes, un grand nombre de ces moyens. Après avoir dépensé des milliards en chemins de fer, pour faciliter aux hommes les moyens de fuir le sol natal, ce sont de nouveaux millards qu'il faut dépenser pour les y rattacher ou les y rappeler. La suppression du budget des cultes et le produit des impôts somptuaires feront, dit M. Dumont, face à toutes dépenses : et c'est de l'argent placé à 1,000 pour 100, que celui qui nous permettra de répéter, avec le poète :

> Ah! vive un sol semé de bibliques légendes !
> Cù chante encor la voix qui dit : « Multipliez ! »
> L'être y naît le front libre et les pieds déliés :
> La vie ouvre pour lui son aile toute grande.

CHAPITRE XXXVIII

L'HYGIÈNE ET LA MORT

Feu le docteur E. Bouchut a laissé un très bon livre. C'est le *Traité des signes de la mort*. Il a pour but de réduire en poussière les craintes illégitimes manifestées bruyamment, de temps à autre, par certains esprits inquiets et alarmistes qui, périodiquement, viennent nier la valeur des signes de la mort et proclamer les victimes ignorées des prétendues morts apparentes.

On ne saurait trop recommander aux gens timorés la lecture de ce remarquable ouvrage, qui a scientifiquement éclairé la question des inhumations précipitées, et clairement affirmé que la moindre attention suffit toujours pour distinguer la mort de la vie et ne pas enfermer dans la tombe un vivant.

Il est dur d'extirper une opinion vulgaire, si fortement enracinée par la peur ; de démolir les fables et légendes, *publiées par des médecins*, sur la foi d'ignorants, de romanciers, de journalistes, etc. ; d'effacer la fausse histoire d'André Vésale disséquant le prétendu cadavre d'un noble Espagnol encore vivant ; enfin de rayer comme un préjugé vulgaire l'opinion exprimée par l'immortel Poquelin :

> Qui tôt ensevelit bien souvent assassine,
> Et tel est cru défunt qui n'en a que la mine !

Le docteur Bouchut a fait tout cela. Il rapporte 90 observations d'enterrement précipité, puisées *in extenso* dans un grand nombre d'auteurs. Pas une n'est scientifique ; peu d'entre elles méritent crédit. Nous y voyons bien quelques méprises émanant de personnes étrangères à la médecine, à une époque où nulle règle ne présidait à la constatation des décès. Mais nous y trouvons surtout des observations fantaisistes, mensongères et romanesques. Ces observations passent des *faits divers* dans des livres prétendus scientifiques ! Quelle créance sérieuse peut leur être accordée, étant donnés le peu de précision et l'absence de contrôle qui président au *reportage*, principalement dans les feuilles de province, où se puisent presque toujours ces nouvelles à sensation ?

Bouchut, à la lecture de ces faits-divers, procéda toujours (toujours on le peut) à une enquête sommaire; et toujours l'enquête, chose étrange, aboutit aux termes : *mystification, conte ridicule, bonne foi surprise!*

Où la bonne foi la plus solide est surprise, c'est lorsque le lecteur voit, dans les susdits ouvrages alarmistes, les observations extraordinaires de mort apparente et de résurrection, après submersion ou pendaison de trois à quinze jours. Comment croire à des écrivains qui enregistrent pareilles absurdités?

Le diagnostic de la mort est rendu prompt et facile par l'étude complète de cet important phénomène. Les prodromes agoniques, la décoloration du visage et des lèvres, la cessation des mouvements de la respiration et du cœur, la dilatation considérable de la pupille, « cette fenêtre de l'âme », sont, parmi les nombreux signes diagnostiques, les plus importants à noter. Les signes de la cessation des fonctions du cœur sont : l'absence prolongée des battements constatée par l'auscultation ; l'immobilité d'une aiguille enfoncée dans le cœur; l'inefficacité des ventouses scarifiées pour tirer le sang; la décoloration de la peau, la perte de transparence de la main, etc., etc...

Dans la syncope, les battements du cœur, très affaiblis, sont toujours pourtant appréciables à l'auscultation; dans la léthargie et la catalepsie, également. Ils ne s'interrompent qu'à la mort. Le docteur Bouchut le prouve péremptoirement, et cité à l'appui de son énergique assertion de nombreux faits cliniques et expérimentaux, réfutant avec la verve la plus scientifique les objections ignorantes, les arguties et les contradictions malveillantes qu'on a voulu opposer à cette règle : « Étant donnée la législation actuelle qui ne permet d'inhumation qu'après les vingt-quatre heures qui suivent la déclaration du décès ; si au bout de ce temps il n'y a pas de battements du cœur, et si une aiguille, placée à un centimètre de profondeur dans le cinquième espace intercostal, ne remue pas, l'inhumation peut avoir lieu. » Voilà pour les ignorants qui craignent d'être enterrés vivants ! Mais, à vrai dire, vingt minutes de l'expertise précédente peuvent suffire pour affirmer que le sujet est mort et bien mort.

Enfin, il existe un *réactif* chimique oculaire de la mort, le *collyre au sulfate d'atropine*, qui ne dilate que la pupille des vivants.

La cessation des fonctions du cerveau et des nerfs peut également servir à différencier la mort réelle de la mort apparente ; le relâchement simultané de la pupille et de tous les sphincters, l'affaissement de la mâchoire inférieure, la flexion du pouce dans le creux de la main, — voilà encore des signes immédiats, plus ou moins importants, de la cessation des fonctions vitales.

Les signes éloignés de la mort sont : l'abaissement progressif de la température du corps et son refroidissement à + 20° centigrades (signe simple et indubitable) ; la rigidité cadavérique et l'absence de contraction musculaire sous l'influence des courants électriques. Enfin, des signes éloignés annoncent le règne des lois physiques et chimiques sur la matière animale privée de vie. Les parties molles du corps s'affaissent sous l'influence de la pesanteur, et la putréfaction se poursuit, dans toutes ses phases habituelles...

Les plus importants, parmi tous les nombreux signes indiquant la mort, sont : l'absence de murmure vésiculaire et de pulsation cardiaque ; l'absence de plénitude des veines, lorsqu'on les comprime entre le cœur et elles ; la rigidité et le refroidissement ; la coagulation du sang ; l'absence de contraction par les courants galvaniques ; l'absence de rouille sur une aiguille d'acier poli enfoncée profondément ; l'absence de couleur rouge dans les parties semi-transparentes à la lumière (l'intervalle de la peau des doigts, par exemple), etc., etc... Voilà de quoi réduire à néant les alarmes de certains esprits timorés, qui redouteraient d'être enterrés vivants, et ajoutent une foi aveugle à toutes ces mystifications et contes ridicules, publiés ou mieux *réinventés,* de temps à autre, par des gazetiers à court de copie.

En somme, le signe le meilleur et le plus pratique de la mort réelle réside dans la cessation des battements du cœur. Il est certain que ces battements se trouvent fort affaiblis, au cours de certains cas de léthargie ou plutôt de catalepsie, et également dans la syncope. Ils peuvent même n'être point appréciables à l'auscultation, pour peu que le médecin ait l'oreille un peu dure.

D'ailleurs, la léthargie n'offre point (à l'encontre de ce que croit le vulgaire), l'image de la mort. Les traits du malade sont alors peu altérés ; la respiration existe, quoique faible ; les battements du cœur et la sensibilité elle-même ne sont qu'atténués. La léthargie donne, en somme, l'impression ordinaire du sommeil ; il n'y a pas de méprise possible, de ce chef, croyons-nous.

Pendant les épidémies cholériques, on a volontiers publié diverses relations d'inhumations, prétendues prématurées. Ce qui a surtout donné lieu à ces histoires, ce sont les mouvements mécaniques des membres contracturés, et l'inégalité dans la rigidité cadavérique développée après la mort chez les cholériques.

La contraction des intestins et même celle du diaphragme (imitant, à s'y méprendre, les mouvements respiratoires) ont été maintes fois, du reste, observées chez des sujets morts et bien morts. Il en est de même des faits d'enfants, mis au monde après la sépulture de leur mère : il s'agit alors d'une expulsion toute mécanique et qui n'a rien de vital comme phénomène.

Souvent le teint rouge-clair du visage donne l'illusion d'un retour à la vie : ce phénomène se présente surtout chez les cadavres de personnes asphyxiées par l'oxyde de carbone. « Dans l'incendie de l'Opéra-Comique, dit M. Brouardel, vingt-neuf victimes étaient, toutes, tombées asphyxiées dans la buvette du premier étage. Il n'y avait pas de rigidité cadavérique et les chairs avaient gardé leur teinte rosée, le sang conservant sa rutilance dans l'empoisonnement oxy-carbonique. Il a fallu énergiquement intervenir auprès des familles pour les persuader que leurs parents étaient bien réellement morts ! »

Chez les enfants décédés, persiste longtemps une expression de calme et de quiétude, d'autant plus cruelle, dit Richardson, que cette physionomie naturelle suscite l'espérance dans l'âme des pauvres parents. La chaleur aussi peut se maintenir plusieurs heures après la mort ; anomalie observée principalement dans le cas d'apoplexie foudroyante. Enfin, *exceptionnellement*, les phénomènes de putréfaction (irréfutables indices de la mort réelle) peuvent se faire attendre plusieurs jours, notamment sur les cadavres très maigres et par une température sèche et froide ; certains agents antiseptiques semblent aussi pouvoir provoquer ces retards...

Voilà, avec quelques cas de catalepsie ou de narcotisme excessivement rares, quelles peuvent être les principales causes d'erreurs dans l'appréciation du décès.

Malgré tout ce que nous venons de dire, la peur d'être enterré vivant continuera pourtant à persister même dans l'esprit de personnes éclairées et qui raisonnent : il s'agit d'une sorte de peur instinctive, très répandue, de par le monde, beaucoup plus même qu'on ne saurait l'imaginer. C'est au point qu'il y a quelques années, l'un de nos amis, esprit ouvert et entreprenant, venait nous proposer de fonder avec lui une Compagnie d'assurances contre le danger d'inhumation prématurée ! Affirmons, malgré toutes les merveilleuses anecdotes que, de temps en temps encore, depuis le bon Pline l'Ancien, rééditent nos faits-divers, affirmons, encore un coup, cette vérité : le sort cruel d'être enfermé vivant dans un cercueil (où la vie ne saurait guère se prolonger, du reste, au delà d'une demi-heure) n'est point un sort à redouter. Il s'agit là d'une crainte illégitime, fortement enracinée, il est vrai, dans l'esprit public par le mensonge et l'ignorance.

Assurément, sur les champs de bataille, dans certaines périodes épidémiques graves, la constation des décès n'a point toujours été faite suivant les règles de l'art ; il a pu, il a même dû parfois (dans l'ancien temps surtout) se produire quelques lamentables erreurs. Mais ces erreurs constituent l'exception même dans la rareté. La moindre attention suffit pour distinguer la mort de la vie et ne point enfermer un vivant dans la tombe !

On sait que dans certains pays, et notamment à

Weimar, existent des *obitoires*, sortes de dépôts mortuaires, où l'on veille les morts pendant huit ou quinze jours pour épier leur réveil : eh bien ! il est démontré que jamais aucun cas de résurrection n'a été enregistré dans ces obitoires, qui existent pourtant de fort longue date.

D'ailleurs, dans le cas où la mort survient, en pleine santé, d'une façon imprévue et soudaine, l'autopsie est assez facilement prescrite, en notre pays, du moins, pour vérifier non seulement la réalité, mais la nature même du décès. Dans les autres cas, la mort est précédée d'une maladie trop définie, avec phénomènes pro-agoniques et agoniques, dont la valeur ne saurait échapper au médecin le moins instruit...

En résumé, la prévention absolue de toute inhumation prématurée reste une question purement administrative. Il s'agit tout simplement d'organiser partout, en France, sur des bases sérieuses, le service de vérification des décès, tel qu'il existe actuellement dans les villes. Le médecin étant le seul capable de diagnostiquer, avec certitude, la cessation de la vie, l'inhumation d'un citoyen français ne devrait être autorisée que sur présentation d'un permis signé d'un praticien cantonal vérificateur des décès.

*
* *

Une question hygiénique très importante (et qui n'a reçu sa solution que depuis peu, dans notre capitale) c'est la question des *dépôts mortuaires muni-*

cipaux. — A deux reprises, une délégation municipale fut chargée d'étudier, à Londres, Bruxelles,
Cologne et Mayence, l'organisation des dépôts mortuaires. A Londres, plusieurs paroisses ont ouvert
depuis longtemps des « *mortuaries* », pour empêcher la promiscuité des vivants et des cadavres,
dans les logements exigus et malsains de la population indigente, si nombreuse, de cette capitale..
Bruxelles a imité, en 1882, l'exemple des Anglais,
mais en le perfectionnant : cette ville possède, en
effet, outre le dépôt central de Sainte-Catherine, un
bâtiment spécial, sis au cimetière d'Evère, et destiné à recevoir les restes des malades morts de maladies contagieuses. A Cologne, le dépôt mortuaire se
trouve situé trop loin du centre de la ville pour
suffire aux nécessités de l'hygiène publique...
La commission municipale est revenue de ses
voyages d'études, avec la conviction bien arrêtée
qu'il fallait doter Paris sans retard d'un dépôt
mortuaire, mais d'un dépôt décent, répondant
aux exigences sentimentales de la population parisienne, et ne ressemblant ni à une morgue, ni à un
amphithéâtre, ni à une usine, comme cela a lieu
malheureusement trop en Angleterre et en Allemagne. Il est bien certain que l'on peut établir des
asiles temporaires dans les maisons de secours, et
des chambres mortuaires (en cas d'épidémies, surtout) dans les dépendances des hôpitaux. Il y a même
un troisième système : ce serait celui d'un secours

spécial, offert aux familles nécessiteuses, pour qu'elles puissent trouver un asile décent hors de la maison du décédé. Envoyer à l'hôtel la famille du décédé, cela coûterait peut-être encore moins cher que l'organisation coûteuse de palais pour les morts !...

Le but des anciens *dépositoires* était de fournir une garantie contre les inhumations prématurées. Nos lecteurs savent maintenant le cas qu'ils doivent faire de cette crainte, absolument illusoire. Les maisons mortuaires doivent donc tendre uniquement à remplacer un domicile insuffisant et insalubre : les familles pauvres y veilleront ceux qu'elles ont perdu, jusqu'au moment de l'inhumation. Ce sera donc un asile temporaire pour les décédés, et non une salle d'attente du cimetière, un amphithéâtre anatomique, une usine à désinfection... Il serait bon d'y recevoir également les corps des personnes mortes par accident sur la voie publique, au lieu de transporter ces corps à la Morgue, dont le nom *sonne mal* et produit toujours sur l'esprit du Parisien une fâcheuse impression...

Le principe de la création des dépôts mortuaires s'imposait donc, dans une ville comme Paris, qui possède un nombre si considérable de *garnis*, une population si compacte de pauvres, une quantité si grande de logements insuffisants. Cette institution est un acte d'humanité : elle délivrera les malheureux de la promiscuité malsaine et désolante des morts, et obviera parfois aux dangers réels de la contagion. Cela nous explique pourquoi toutes les municipalités des grandes villes ont unanimement conçu la nécessité de remédier ainsi à ces *desiderata*.

Suivant les conclusions très rationnelles du docteur Chassaing, les dépôts mortuaires doivent être installés dans l'intérieur de la ville, à portée de la population qui en a besoin. Chaque corps sera déposé dans une *pièce isolée*, où la famille pourra le veiller, sans avoir à souffrir de la promiscuité des douleurs voisines. La maison municipale aura un aspect monumental et un vaste porche, permettant la réunion de nombreux assistants. Quant au transport des corps, nous ferons bien, paraît-il, d'adopter le système belge : une petite voiture très simple et très bon marché. Les corps des personnes décédées par suite de maladies contagieuses ne seront nullement exclus du dépôt ; mais l'Administration prescrira, à leur égard, toutes les mesures nécessitées par l'assainissement et la désinfection scientifiques.

C'est rue Bolivar (19ᵉ arrondissement) que fut créée la première maison municipale gratuite, pour laquelle on a ouvert un crédit de 106,000 francs. Les pauvres du 19ᵉ et du 20ᵉ arrondissements savent grand gré à leurs représentants de cette philanthropique innovation. Le service de transport des corps au dépôt mortuaire restera, d'ailleurs, purement municipal : les Pompes funèbres n'interviennent que pour la mise en bière, au dépôt, et le transport du corps au cimetière...

CHAPITRE XXXIX

LA MORGUE

Sous le nom d'*institut médico-légal*, on est en train de réorganiser la Morgue de Paris. Et, comme on dit au Palais, ce sera justice.

La Morgue est, suivant la bonne définition de Gavinzel, une institution éminemment française. Elle est le complément indispensable de l'état civil, le contrôle des sorties irrégulières et surtout de l'accident et du crime. Elle régularise une situation compliquée. Elle facilite la transmission d'un héritage, la filiation. Elle remplace le mot « *disparu* », fertile en constatations et en procès, par le mot plus dur, mais net, précis : « *mort* ».

L'influence sociale de la Morgue s'accroît de plus en plus, à mesure qu'augmente le nombre des malheureuses victimes de la civilisation et de la *lutte pour la vie.*

En 1830, la Morgue recevait annuellement 325

corps ; en 1876, 614 ; et en 1891, un millier. On voit combien la progression est rapide. On peut juger par là de l'importance des *desiderata*.

Enumérons-les brièvement, d'après les rapports du docteur Brouardel : Obtenir une conservation réelle des corps ; améliorer la salle d'autopsie ; installer des laboratoires de microscopie, de chimie et de physiologie ; avoir une salle pour les préparations anatomiques à conserver ; pour les moulages, les poisons, les livres spéciaux ; un amphithéâtre à gradins pour les cours pratiques de médecine légale, etc., etc.

La plus importante question est celle de la conservation des cadavres. Cette conservation est rendue indispensable surtout par les lenteurs de la justice criminelle. Les procédés chimiques de conservation sont depuis longtemps jugés et condamnés. Ils altèrent la composition des tissus organisés, et entravent, conséquemment, les recherches toujours délicates de la médecine judiciaire. On s'est arrêté à la conservation par l'air froid. On a constitué une enceinte où quatre corps peuvent être soumis et maintenus à 15° au-dessous de zéro, en évitant l'humidité, nuisible à la conservation, et les courants d'air, qui parcheminent les cadavres. Le problème de conservation par le froid a été résolu par l'appareil Carré, basé sur la liquéfaction du gaz ammoniac. De cette façon, on peut conserver sans odeur, sans putréfaction et sans mouches, les cadavres de la Morgue.

Quant aux autres *desiderata* dont nous avons fait la rapide énumération, ils mettent en lumière l'insuffisance des locaux et la nécessité de la reconstruction de la Morgue. Croirait-on qu'il n'y a qu'une salle et qu'une table d'autopsie ? On est forcé d'attendre, pour commencer une expertise, que la précédente soit entièrement terminée : ce qui ajoute encore à la claudication légendaire de dame Justice...

Du reste, pour créer des médecins légistes capables, et faire progresser cette science, si imparfaite et si arriérée, qui a nom *médecine légale*, il est urgent de considérer la Morgue comme un centre indispensable d'instruction pour les étudiants. C'est dans ce sens que le professeur Brouardel, dont le zèle pour la science et pour l'enseignement ne s'est jamais démenti, a écrit au préfet de police : — « Placer l'École française à la tête de la science médico-légale, créer pour la province des générations de docteurs qui iront renouveler ceux, trop nombreux malheureusement pour la justice, qui n'ont jamais assisté à une expertise avant d'être chargés eux-mêmes d'en faire une : — tel est l'avenir qu'il dépend du Conseil général de la Seine d'assurer. »

Les ressources d'instruction dont dispose (malheureusement) la Morgue de Paris sont d'un prix inappréciable : il serait honteux de ne pas les utiliser. De plus, il n'est pas inutile de pratiquer l'autopsie devant des élèves, pour que l'expertise soit contrôlée, comme le réclame l'opinion publique, devenue, à bon droit, très exigeante aujourd'hui. Les avantages de la justce sont ici adéquats à ceux de la science.

Il fallait donc reconstruire la Morgue. Aussi bien, le funèbre établissement de la pointe Notre-Dame menace à chaque instant de s'effondrer; il s'y fait des excavations très inquiétantes. La municipalité doit se hâter d'examiner les détails pratiques de la question, et d'ordonner au plus vite l'inauguration des travaux. On a proposé successivement de construire une Morgue voisine du Palais de Justice, soit sur l'île du Vert-Galant, soit sur l'emplacement de maisons de la place Dauphine, que l'on exproprierait pour cause d'utilité publique. On a proposé un local à la Préfecture de police, pour que le service de la Morgue fût directement sous la main du préfet et du chef de la police municipale; mais nous croyons qu'il serait bien difficile de trouver un local assez spacieux et assez bien aménagé pour installer, à la Préfecture de police, les services divers et multiples que nécessitera la nouvelle Morgue, centre de recherches et d'enseignements.

Enfin, on a proposé les vieux bâtiments de l'ancien Hôtel-Dieu, qui donnent quai Montebello et rue du Fouarre. Nous croyons que ces bâtiments réuniraient sinon toutes les conditions requises, du moins la plupart de ces conditions.

CHAPITRE XL

LA CRÉMATION ET SES PROGRÈS

La crémation fait quelques progrès en notre pays; mais ils sont bien lents, et l'on peut affirmer que l'opinion publique ne serait pas favorable à l'obligation de cette pratique. Il n'en est pas question, d'ailleurs, actuellement : on a, heureusement, beaucoup exagéré l'insuffisance et l'insalubrité des cimetières. L'inhumation restera donc encore longtemps le traitement le plus habituel adopté à l'égard des morts. Toutefois, les perfectionnements et améliorations apportées, dans ces dernières années, aux pratiques de l'incinération, seront loin d'être inutiles, quand ce ne serait que pour remédier à l'infection des champs de bataille et aux conséquences des grandes épidémies. Car, hélas! l'ère des grandes guerres, pas plus que celle des grands fléaux pestilentiels n'est encore près de se fermer.

Le plus grand reproche que l'on ait pu adresser à la crémation, c'est de mettre obstacle aux exhumations juridiques. Il est, à la vérité, peu fondé. Outre que, dans les cas d'empoisonnement métallique (qui sont les plus fréquents), le corps du délit se retrouve parfaitement dans les cendres, il n'y aurait (pour éviter tout mécompte) qu'à rendre obligatoire, avant la crémation, une autopsie scrupuleuse. La science médicale ne saurait, d'ailleurs, que gagner à multiplier ces recherches *post mortem*; les lois et la morale en seraient également satisfaites, et la criminalité en diminuerait. Enfin, cette crainte peu légitime (mais, néanmoins, fort enracinée dans certains esprits), la crainte d'être enterré ou brûlé vif, s'évanouirait, en présence de l'obligation de toutes les manipulations légales préalables.

On a prétendu aussi que la crémation généralisée présenterait de réels dangers au point de vue de l'économie générale du globe, en soustrayant au sol appauvri la matière organique qui lui fournit ses éléments les plus importants de régénération. Mais nous ne croyons pas que la mission de l'homme sur la terre soit précisément de fabriquer de l'engrais. Rien ne se perd, rien ne se crée. Le principe de la conservation de l'énergie est absolu : que la fécondation de la nature se produise violemment ou lentement, en deux heures ou en cinq ans, artificiellement ou naturellement, par l'hydrogène sulfuré ou par le soufre, par l'ammoniaque ou par l'azote, le résultat terminal est identique. On ne saurait y contredire scientifiquement.

Dans une belle conférence, faite au Congrès d'Hygiène de Hastings, notre savant maître, le docteur de Pietra Santa (qui, dès 1872, réclamait, au nom du progrès sanitaire, la réforme crémationniste) proteste, avec raison, contre toute idée d'utilisation des produits de la décomposition cadavérique ignée. « Ne transformons pas, a-t-il dit, le monument crématoire en usine de noir animal; laissons la poussière retourner à la poussière, mais sans porter sur elle, au passage, une main industrielle, qui pourrait sembler sacrilège! » L'éminent hygiéniste nous démontre, ensuite, qu'avant d'être réduit en cendres, le corps humain doit passer par trois phases distinctes : c'est, d'abord, la *dessiccation*, première opétion distillatoire, qui enlève au cadavre ses liquides et ses corps gras, c'est-à-dire à peu près les neuf-dixièmes de son poids. Cette première phase de la crémation exige une température de 600 degrés, d'une demi-heure au moins de durée. La seconde phase, ou de *combustion*, s'opère d'elle-même : mais il faut, pour cela, introduire dans l'appareil l'oxygène ou l'air indispensables à la combustion des fumées grasses et des gaz, qui affluent dans la chambre d'incinération. A ce moment, il reste, sur la sole du four, des charbons ardents, qu'il faut finalement *incinérer*, c'est-à-dire transformer en cendres et en acide carbonique. Cette dernière opération, de même que la précédente, exige plus d'oxygène que de véritable calorique.

En somme, la crémation, comprise de cette manière (c'est-à-dire effectuée dans les fours de combustion à gaz d'éclairage du modèle des appareils Polli-Clericetti), n'exige guère qu'une durée totale d'une heure. M. Guichard, membre du conseil municipal de Paris, propose de réduire à trente-cinq minutes la durée de l'opération, au moyen d'un système de comburation spécial, qui atteint les hautes températures industrielles de 1,600 et 1,700 degrés centigrades. Seize chalumeaux amènent le gaz dans les parois d'un four, pendant qu'un jet puissant d'air comprimé active et concentre le calorique obtenu. Ce système à haute température ne donne plus les cendres blanchâtres obtenues par le système Polli ; il produit une sorte de *vitrification* des parties carbonisées du squelette. Mais la seule précipitation de ces os, incandescents, dans l'eau froide, les pulvérise intantanément. Le prix de revient de chaque crémation Guichard est calculé à 30 francs : 15 francs de gaz et 15 francs d'air comprimé. Ce n'est vraiment pas la peine de s'en passer... le plus tard possible.

L'appareil crématoire Toisoul et Fradet, établi au Père-Lachaise par la ville de Paris, fonctionne, en ce moment, avec assez de régularité et est d'un maniement relativement facile et économique. Mais nous croyons, toutefois, à l'avenir des perfectionnements apportés à l'opération par l'ingénieur Guichard.

Un mot encore sur les objections religieuses. Il n'en était plus guère question, surtout depuis que les prêtres célébraient, au crématoire de Milan, le cérémonial de la messe des morts. D'ailleurs n'est-ce pas un Père jésuite, Legrand d'Aussy, qui proposa, pour la première fois, en France, le rétablissement de l'incinération, en l'an V de la République ? Dernièrement, l'un des pasteurs les plus écoutés de l'Angleterre, le Père Hawies, recommandait, en ces termes, au cours d'un sermon (et sans se soucier des embarras du dernier jugement), les pratiques crématoires à tous ses fidèles : « Ceux de vous qui n'ont pu faire le bien pendant leur vie peuvent rendre quelques services après la mort, en demandant que leurs corps soient réduits en cendres, et non inhumés : ainsi le veut le progrès de la science sanitaire. »

Le mandement du cardinal-archevêque de Paris, prescrivant à son clergé de refuser dorénavant la sépulture ecclésiastique aux personnes qui demanderaient que leur corps fût incinéré après leur mort, n'a pas été sans émouvoir un certain nombre de catholiques. Dans le *Journal d'hygiène*, le docteur de Pietra Santa, qui a attaché son nom à cette importante réforme d'hygiène publique et de salubrité, se fit l'écho du douloureux étonnement produit, chez les fidèles, par les récentes décisions de la Congrégation du Saint-Office. Après avoir rappelé que les anciens rois d'Israël étaient brûlés en manière de vénération (livre d'Ezéchiel, livre des Rois, Paralipomènes, etc.), il s'efforça de prouver que la crémation n'est nullement contradictoire avec la tradition chrétienne. Mais nous croyons que les meilleures raisons ont tort, contre le fanatisme irréfléchi : *Nos canimus surdis*, comme dit le Prophète. Ce qui n'empêchera pas, d'ailleurs, l'incinération de demeurer un progrès et les partisans de l'inhumation des rétrogrades, au point de vue sanitaire, du moins.

Les pays protestants, là comme dans bien d'autres réformes, nous traceront probablement la route de l'avenir. Bien loin de mettre son goupillon dans les roues, l'évêque de Manchester, persuadé que *man is immortal in any case*, tient à honneur de prendre la direction de la croisade crémationniste en Angleterre et de recommander à ses fidèles le monument de saint John... après leur mort.

Protestons encore, en terminant, contre toute idée de crémation utilitaire et contre tout emploi plus ou moins décoratif des cendres humaines.

Il y a longtemps que l'on connaît l'art de vitrifier les corps par la chaleur, puisque, en l'an VI, l'architecte Giraud avait proposé d'édifier ainsi une immense pyramide, « d'un cristal laiteux et chatoyant, plus majestueuse que les Pyramides d'Egypte, avec un globe transparent, éclairé la nuit, sur lequel on aurait lu les mots : *Respect aux mânes.* »

C'est avec de grotesques projets de cette nature que l'on tue les meilleures idées. La vitrification à la Giraud tua les propositions que Legrand d'Aussy avait éloquemment exposées au Conseil des Cinq-Cents. Sans cette belle conception architecturale — que l'on renouvelle encore, de temps à autre, sous forme de ballon d'essai, — les Français n'auraient pas attendu jusqu'en 1888 la liberté de la crémation facultative !

La crémation est une grande réforme qui s'impose à Paris, où il meurt, en moyenne, 140 personnes par jour. Les cimetières deviendront de véritables charniers, le domicile des morts s'y rétrécissant sans trêve. N'est-il pas cent fois plus rationnel et plus humain d'effectuer, en deux heures, le travail de désorganisation que la lente Nature met sept ans à réaliser?...

Le dernier Congrès de Londres a enfin reconnu, sur les propositions de sir H. Thompson et E. Hart, que la crémation est un procédé rationnel et hygiénique particulièrement indiqué dans les cas de mort par maladies contagieuses. Non seulement ce serait le moyen le plus prompt d'annihiler les germes infectieux, mais encore un engin merveilleux d'assainissement pour les cités. Car la matière animale putréfiée, dit avec raison H. Thompson, est toujours nuisible et dangereuse pour les vivants.

En résumé, on obtient par la crémation deux grands avantages :

1° Un cadavre contaminé ne peut communiquer aux vivants aucune maladie;

2° L'abandon de quantités considérables de terrains employés comme cimetières est rendu inutile. Chaque partie du sol peut, avec le temps, devenir libre et servir à la culture, ou bien, dans des endroits très peuplés, former des espaces ouverts pour les jeux, et servir ainsi au maintien de la santé publique.

FIN

TABLE DES CHAPITRES

ÉMILE COLIN — IMPRIMERIE DE LAGNY

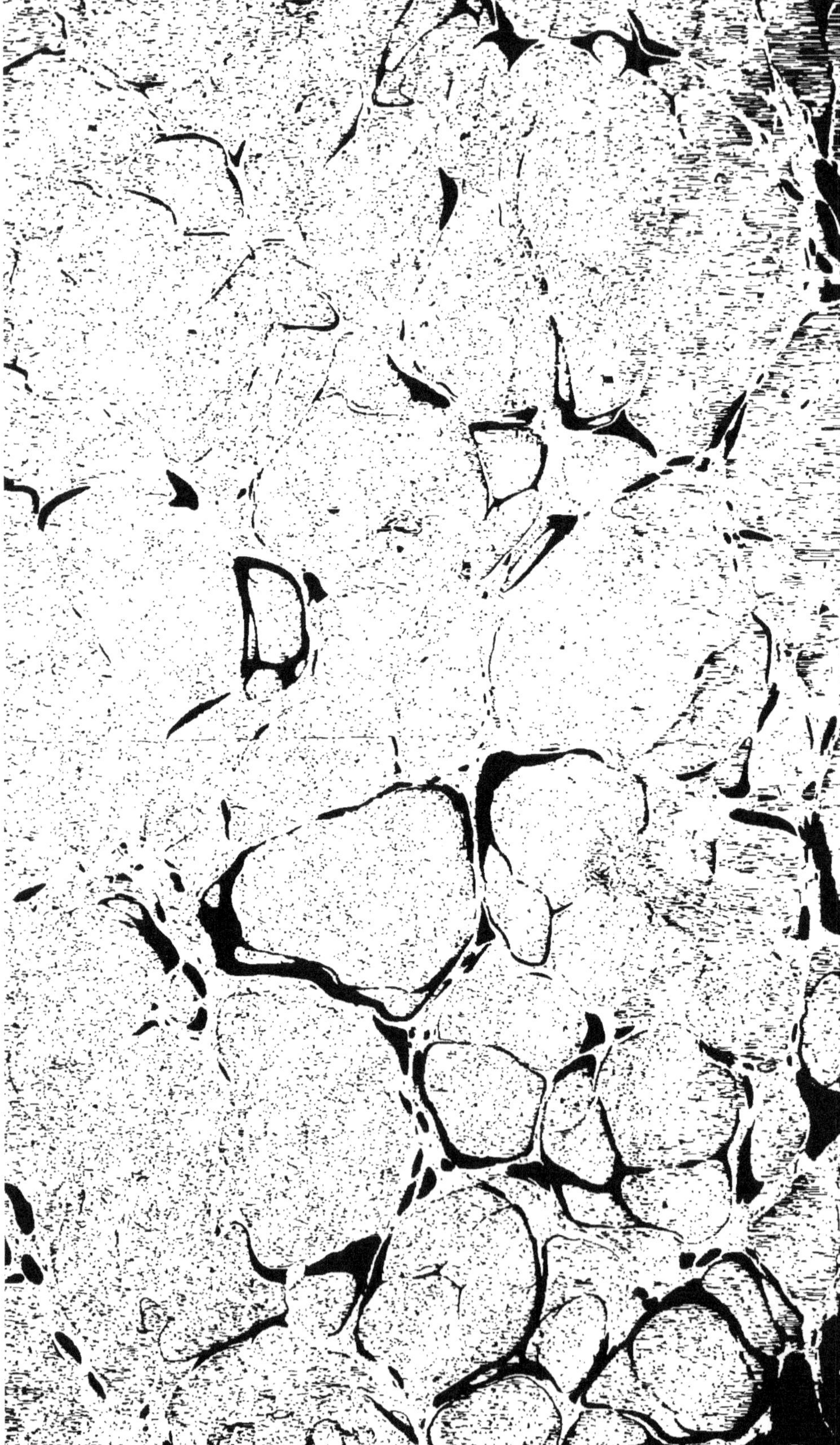

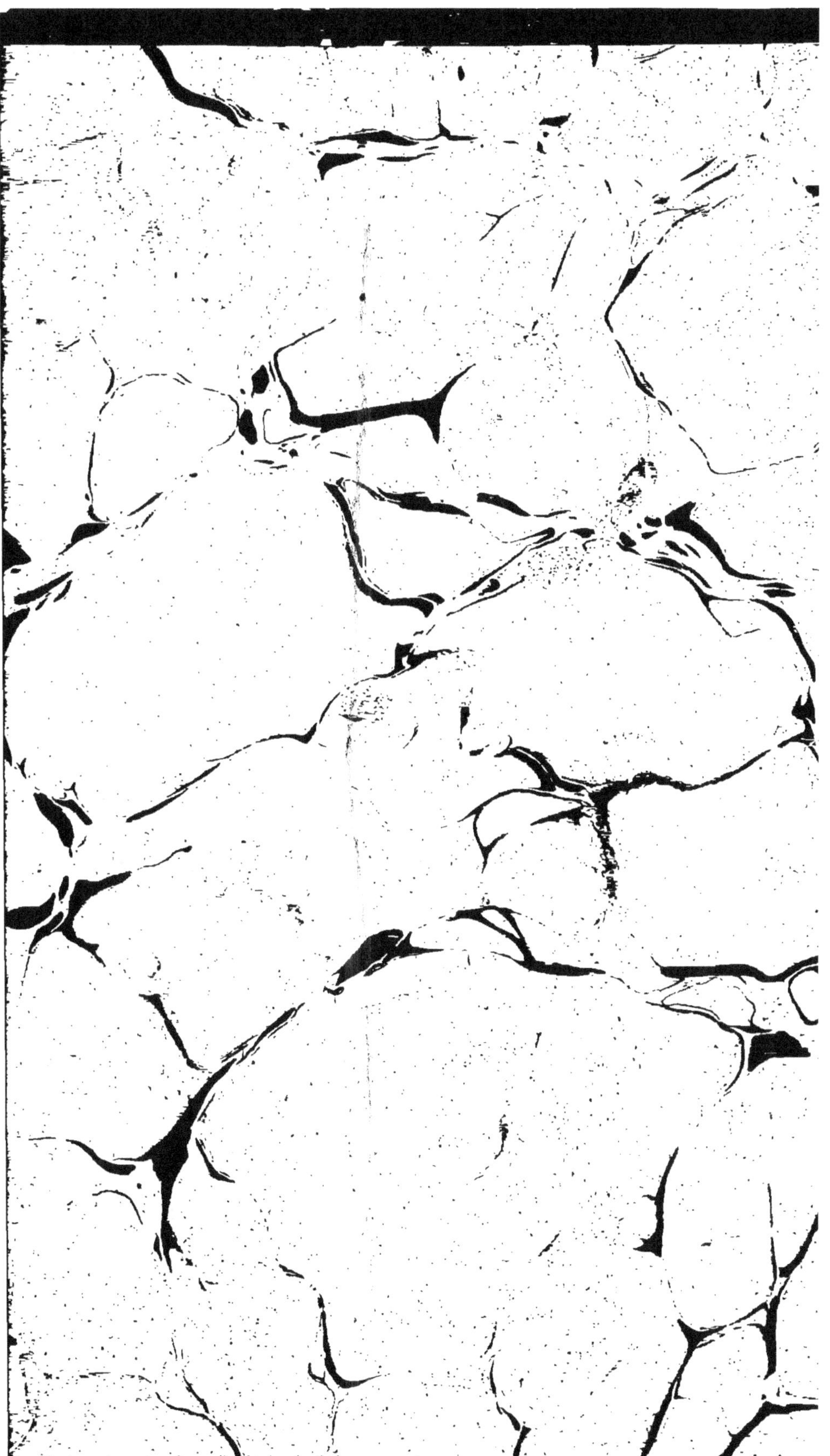